実践で学ぶ
バランスのよい食事法
―四群点数法による献立づくりの基本―

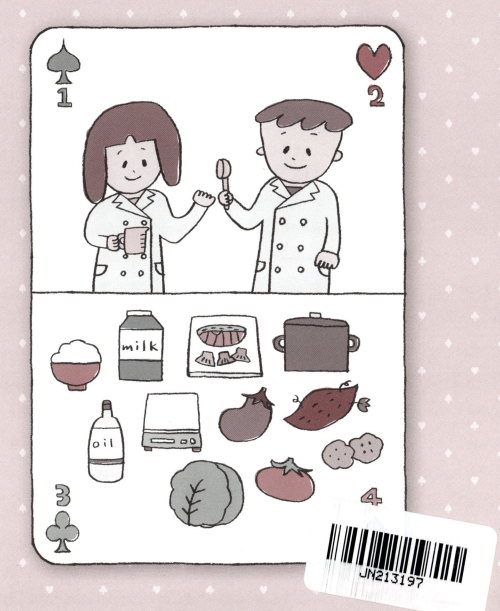

香川明夫 監修

女子栄養大学出版部

本書で学ぶ読者のかたへ

　私たちは生まれてから死ぬまで，日々食べ物を食べて生きています。これは，食品に含まれる栄養素を体にとり込み，エネルギーに変え，体を構築する材料にするためです。好きな食べ物しか食べないとしたら，栄養素の過不足につながります。栄養素の過不足は，長い一生の間に，少しずつ体に変化を与え，肥満や高血糖，脂質異常，高血圧などの症状を現し，最後には心筋梗塞（こうそく）や脳梗塞，骨粗鬆症（そしょう）などの疾病を引き起こします。いうまでもなく，私たちの体にとって必要な栄養素を適量分だけ食べることが，健康を維持・増進するためにとても重要です。

　そのためには「栄養バランスのよい食事」がたいせつだといわれます。たしかに，栄養バランスがよければ，体にとってもよいはずですが，実はこの栄養バランスをよくすることは思いのほかむずかしいことなのです。管理栄養士のような専門家ですら，栄養バランスのよい食事を日々提供することに，頭を悩ませることがあります。私たちは，栄養素を錠剤やカプセルでとるのではなく，食品や料理としてとりますが，それをどのように組み合わせれば栄養バランスをとることができるのか，一言で説明できるでしょうか。

　本学では，「四群点数法」とよばれる食事法を推奨しています。戦前，大学の創立者である香川綾が，「主食は胚芽米，魚1，豆1，野菜4」を提唱したのが始まりです。その後，大学の総力をかけて，どのような食品をどのくらい摂取すれば，栄養バランスのよい食事を構成することができるのか，研究を重ねてきました。その研究成果が現在の四群点数法です。食品のもつエネルギー量を点数化することによって，なにをどれだけ食べたらよいかを具体的に表す食事法となっています。

　本書は，1年生前期の「実践栄養学」の講義で用いられてきた教材・資料を再構成し，教科書として編集いたしました。この講義は，新入生に対して学長自らが教鞭（きょうべん）をとり，本学教育の基盤と位置づけられています。講義では，①正しい食生活のあり方を知り，自分（家族）で実践できるようになること，②おもな食品の栄養的特徴を理解すること，

の2点を到達目標としています。そのために，正しい食事法の基礎となる四群点数法の成り立ちを理解し，その活用方法を食事記録，栄養計算，食生活評価などを通じて学びます。

本書のねらいは，次の4つを柱としています。

1) 食品群の栄養的特徴を知り，四群点数法の基本を学ぶ
2) 自分の食事を記録し，栄養的に評価する手法を学ぶ
3) 四群点数法に基づく献立づくりの実際を学ぶ
4) 四群点数法の健康の維持・増進における意義を学ぶ

栄養学の専門知識を実際の食生活に生かすには，そのための実践的技法が大事です。四群点数法は，実践のためにたいへん有効な技法の一つです。管理栄養士・栄養士養成課程ならびに医療系の大学で学ぶ方がたが，献立作成のスキルや食事指導の技術を身につけるための一助として，本書が役立つことを心より願っています。

また，本書はむずかしい栄養学の理論書ではありません。専門的な知識をもたないかたでも，読み進めていく中で，一歩一歩食事法の実際を身につけられるように配慮しています。ご自身やご家族の健康のために，食生活を見直したいと考えている一般の方がたにも，ぜひ手にとっていただきたいと思います。

今後も読者の方がたのご批判を仰ぎながら，より充実した教科書に改善したいと考えておりますので，皆様からの忌憚のないご意見をいただければ幸いです。最後に，本書の出版にあたり，多くの著書を参照させていただきました。また，これまで「四群点数法」の構築にご尽力いただきました諸先輩がたをはじめ，お世話になりました皆様がたに厚く御礼申し上げます。

2025年2月　著者

目次

第1章 プロローグ … 1
- 今，私たちが抱える食の問題 … 2

第2章 食品と栄養 … 7
- いろいろな食品群 … 8
- 栄養素の種類とその役割 … 12
- 食品群とその栄養的特徴 … 15
- エネルギーとは … 23
- ライフステージ別の栄養 … 28

第3章 四群点数法とは … 30
- 四群点数法の歴史 … 31
- 四群点数法の基本 … 33

第4章 自分しらべをしよう … 51
- 食事調査方法のいろいろ … 52
- 食品成分表の使いかた … 54
- 自分の食事記録をつけてみよう … 58

第5章 栄養バランスのとれた献立づくり … 77
- 四群点数法で献立づくり … 78
- 四群点数法の実践 … 80
- 四群点数法で作成した献立からエネルギーや栄養素摂取量を計算しよう … 94

第6章 自分の食生活を評価しよう … 102
- 自分の食生活を評価してみよう … 103
- 食事摂取基準について知ろう … 104
- 自分に適したエネルギー及び栄養素摂取量を算出する … 113
- 自分の食事を評価してみよう … 117
- 自分の食事指導票を作成しよう … 123

第7章 四群点数法でバランスのとれた体づくり…131
- 四群点数法はここがすごい……………………………132
- エクササイズも併用しよう……………………………138
- 女子栄養大学栄養クリニックにおける生活改善プログラム……141

あとがきにかえて……………………………………………145

[付録] 食事の記録用紙
― 食事しらべ・食事評価・献立作成 ―

- **No.1** いろいろな食品をはかって点数を求めよう！……………148
- **No.2** 食事記録・食品群別（重量）……………………149
- **No.3** 食事記録・エネルギー及び栄養素摂取量……………150
- **No.4** 食事記録・食品群別重量集計……………………151
- **No.5** 食事記録・エネルギー及び栄養素摂取量集計……………152
- **No.6** 食事評価……………………………………153
- **No.7** 食事指導票…………………………………154
- **No.8** 四群点数法で献立づくり―食事記録・食品群別（点数）…155
- **No.9** 四群点数法で献立づくり―食事記録・エネルギー及び栄養素摂取量……………156
- **No.10** 四群点数法で献立づくり―食事記録・食品群別点数集計…157
- **No.11** 四群点数法で献立づくり―食事記録・エネルギー及び栄養素摂取量集計……………158
- **No.12** 四群点数法で献立づくり―食事評価……………159
- **No.13** 四群点数法で献立づくり―食事指導票……………160
- 目盛入りランチョンマット……………………………161

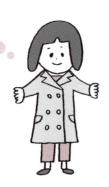
はなちゃん

しょうくん

執筆者一覧（五十音順）

浅尾貴子（女子栄養大学専任講師／フードマーケティング研究室）………第5章・献立作成

恩田理恵（女子栄養大学教授／臨床栄養管理研究室）………………………第7章

蒲池桂子（女子栄養大学教授／栄養クリニック）……………第7章（栄養クリニックの項）

川端輝江（女子栄養大学教授／基礎栄養学研究室）…………………………第2章

坂本香織（女子栄養大学専任講師／栄養食事療法学研究室）………第6章・献立作成

庄司久美子（女子栄養大学専任講師／基礎栄養学研究室）…………第1章・献立作成

西村早苗（女子栄養大学准教授／実践食事管理研究室）……………第4章・献立作成

松田早苗（女子栄養大学短期大学部教授／栄養学研究室）…………………第3章

第1章

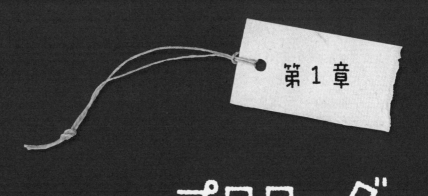

プロローグ

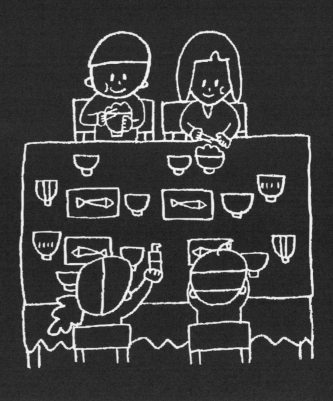

今，私たちが抱える食の問題

私たちは，なにをどのように食べたらよいか？
日本人の健康状態を理解したうえで，今こそ適切な食べ物を適量とる
「実践力」を身につけましょう。

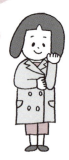

1 わが国の食の移り変わりと人々の健康

1 これまでの長い食の歴史をたどる

　調理の歴史は人類が火を発見し，狩猟した動物の肉を焼く，土器を用いて煮炊きをするところから発達してきました。奈良時代には，食事の基本的なスタイルである主食と副食の原型が定着し，平安時代には焼く，煮る以外に蒸す，寄せる，漬けるなど調理方法が多様化しました。さらにその後の長い歴史の中で，食事は宗教や身分階層，茶道などの文化に影響を受けた形式が発達していきます。供食のスタイルも箱膳（ごはん茶わん，汁わん，小皿，はしを入れることのできる箱付きの銘々膳）から，大正期にはちゃぶ台の使用が始まり，家族で1つの食卓を囲む習慣が確立されるようになりました（表1-1）。

　第2次世界大戦後は食料難の時代でしたが，高度経済成長期である1960〜70年代は食の欧米化が進み，1980年代に入ると世界の食品や調味料，料理が食卓に並ぶようになりました。一方，子どもの孤食が問題になり，生活習慣病などが増加してきました。栄養不足にならないための努力の時代から，今や多種多様な食品の中から，健康のためになにを食べるか，という選択力が必要な時代に入りました。

2 近年，大きく変化してきたわが国の食生活

　1960〜80年代，欧米料理の急速な普及によって，日本人のエネルギー摂取量は1日2000kcalを超えていました。その後，食事の内容は，穀類，特に1日3回食べていた米の摂取量が減少し，動物性食品や油脂類が増加していきます。その結果，摂取エネルギー量は減少しますが，逆にエネルギー量に占める脂質の割合が増加してきています（図1-1）。

　また，外食や市販の総菜の利用といった中食による食の外部化が進み，調理をしない家庭が増加しています。外食や中食の欠点は脂質量が多くなる，味つけが濃い，野菜類が不足，添加物が使われて

表1-1 時代にみるおもな食の歴史

時代	食にかかわるできごと	食事の内容（例）
縄文	狩猟・採集・漁猟・農耕生活　土器による煮炊きたたき石，石おの	野草，木の芽，貝類，魚の干物，栗・くるみ・どんぐりなどの木の実，鹿，うさぎ，いのししなどの獣肉
弥生 1世紀〜	焼き畑，稲作の伝来玉じゃくし，ざる	魚の干物・木の実が主体　ハマグリのうしお汁，アユの塩焼き，じねんじょの煮物，カワハギの干物，のびる，くるみ，桃，まくわうり，もち玄米のおこわ
古墳・飛鳥 3世紀〜	かまどの設備牛，馬，鶏の飼育乳製品　仏教伝来	米，そば，大麦，小麦，ひえ，そら豆，えんどう，梅，柿，大豆，あずき，大根，さんしょうの実，酒
奈良 8世紀〜	主食，副食といった食事の原型が定着獣肉食禁止	アユ，カツオ，マグロなどの魚類，野鳥，ごま，ささげ，かゆ，干し飯，あわのもち，きびのもち
平安 8世紀〜	副食の調理法多様化大陸から臼が伝わる	焼きとり，しいたけの煮物，蒸しアワビ，海藻，魚のなます，汁物，かぶのあつもの，穀類の粉食，玄米のおこわ，わさび，たで，からし，みそ漬け，粕漬け
鎌倉 12世紀〜	仏教の普及，民間に精進料理　武家の簡素な食生活広まる	イワシの丸干し，梅干し，かぶの酢の物，里芋とわかめのみそ汁，納豆，豆腐，そうめん，ところてん，みかん，玄米のおこわ（貴族は白米を常食）
室町 14世紀〜	料理の流派生まれる本膳料理　1日3回食	まんじゅう，ようかん，うどん，カツオ節，みそ，湯葉，刺し身，ウナギのかば焼き，かまぼこ，おこわ（武士），かたがゆ（庶民），砂糖輸入増加
安土・桃山 16世紀〜	南蛮料理の伝来茶道の発達　懐石料理牛馬の耕作利用	かぼちゃ，すいか，ういろう，さつま芋，天ぷら，ぶどう酒，カステラ，こんぺい糖，ボーロ，パンなど，卵や砂糖，油による料理が伝来，たたきごぼう，すし
江戸 17世紀〜	鎖国　料理店ができる料理書の出版と普及和菓子発達	里芋とごぼうなどの煮物，豆腐，卵，魚，みそ汁，納豆，漬物，白米，麦飯，さつま芋の調理法の発達　外食文化が生まれ，にぎりずしやそばが盛んになる
明治 19世紀	文明開化パン屋，コーヒー店，ビヤホールなど開店	みそ炒め，たくあん，野菜のみそ汁，白米，にんじんと大根などの煮物，麦飯，カレー，ビフテキ　牛乳，ビールも飲まれるようになる
大正 20世紀	洋食の普及箱膳からちゃぶ台へ缶詰隆盛　遠洋漁業発達	コロッケやカツレツ，サラダの普及，りんご，バナナ，トマト，セロリー，チーズ，ソーセージが食卓に
昭和 20世紀	戦時中の食料不足学校給食戦後は食料輸入の増加和，洋，中華とさまざまな食事が普及	戦時中は野菜，芋，豆，漬物，ごはん，麦飯が中心　戦後はコーンスープ，ハンバーグ，スパゲッティ，ポテトサラダ，プディング，パンなども普及　インスタントめん，スナック菓子，清涼飲料などの多様化
平成 20世紀〜21世紀	外食・中食産業の発達自然食品，健康食品のブーム	冷凍食品，レトルト食品などの加工食品の多様化産直食品のとり寄せ，有機・無農薬栽培の野菜の普及

資料）『家庭料理技能検定公式ガイド3級』p.27，女子栄養大学出版部，2017

いることなどです。このような食事内容や食環境は生活習慣病のリスクを多く含んでいます。

さらに不規則な食事時間，肥満の増加あるいは過度のやせ願望，食の安全，食料の海外依存，伝統的食文化の危機などが大きな社会問題になっています。ライフスタイルが多様化し，急速な超高齢社会を迎えた現在，毎日をどのように健康に過ごすかが求められています。

2 健康問題の移り変わり

1 大きく変化した日本人の死因

日本人の死因の順位は，第1位は悪性新生物，ついで心疾患，老衰，脳血管疾患，肺炎となっています。年次推移では，悪性新生物は増加の一途をたどり，最近では全死亡者の約4人に1人を占めています。心疾患は，1985（昭和60）年に脳血管疾患に代わり第2位となり，老衰は，2007（平成19）年から急激に増加し，現在では第3位となりました。脳血管疾患は，わずかに減少傾向が見られ，2018（平成30）年には第4位となりました。肺炎は，1975（昭和50）年から徐々に増加していましたが，2016（平成28）年より減少が見られ，現在では第5位となりました。

また，性・年齢階級別におもな死因を見ると，悪性新生物は男女ともに50～60歳台をピークとして加齢とともに減少が見られます。一方で，心疾患は年齢の上昇とともにわずかに増加傾向を示し，70歳台後半からは老衰と肺炎が急激に増加します（図1-2）。

2019（令和元）年の日本人の平均寿命は男性81.41歳，女性87.45歳で，ともに世界で最長寿グループに入っています。ところが，「一生のうち，健康で支障なく日常の生活を送ることのできる期間」である健康寿命との差は，実に，男性9年，女性12年もあります（図1-3）。つまり，寝たきりで過ごす時間が約10年間もあるというのが日本の現状です。この寝たきりのリスクが高まるとされているのが，フレイルです。フレイルとは，加齢とともに，筋力や認知機能等が低下し，生活機能障害，要介護状態，そして死亡などの危険性が高くなった状態のことを指しています。このフレイルを予防することにより，健康寿命を延伸させることができると考えられています。2013（平成25）年からスタートした国の健康づくり運動である「健康日本21（第二次）」において，「平均寿命の延びを上回る健康寿命の延びを目指しましょう」という目標が設定され，2024（令和6）年からの第三次においても，その目標は継続されています。2018（平成30）年からは厚生労働省もフレイルの予防に取り組んでいます。

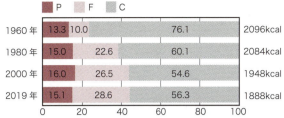

図 1-1 食生活の変化

●PFC熱量比率の推移

注）PはProtein（たんぱく質），FはFat（脂質），CはCarbohydate（炭水化物）
資料）厚生労働省「令和元年国民健康・栄養調査」より作図

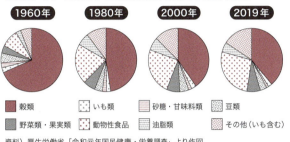

●国民一人一日あたりの食品群別摂取熱量の構成の推移

■ 穀類　　　　　　　いも類　　　　砂糖・甘味料類　　豆類
■ 野菜類・果実類　　動物性食品　　油脂類　　　　　その他（いも含む）

資料）厚生労働省「令和元年国民健康・栄養調査」より作図

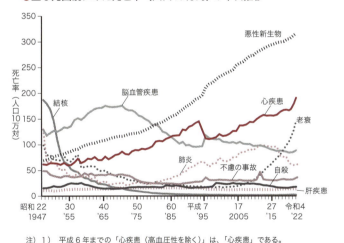

図 1-2 日本人の死因

●主な死因別にみた死亡率（人口10万対）の年次推移

注）1）平成6年までの「心疾患（高血圧性を除く）」は，「心疾患」である。
2）平成6・7年の「心疾患（高血圧性を除く）」の低下は，死亡診断書（死体検案書）（平成7年1月施行）において「死亡の原因欄には，疾患の終末期の状態としての心不全，呼吸不全等は書かないでください」という注意書きの施行前からの周知の影響によるものと考えられる。
3）平成7年の「脳血管疾患」の上昇の主な原因は，ICD-10（平成7年1月適用）による原死因選択ルールの明確化によるものと考えられる。
4）平成29年の「肺炎」の低下の主な原因は，ICD-10（2013年版）（平成29年1月適用）による原死因選択ルールの明確化によるものと考えられる。

●性・年齢階級別にみた主な死因の構成割合

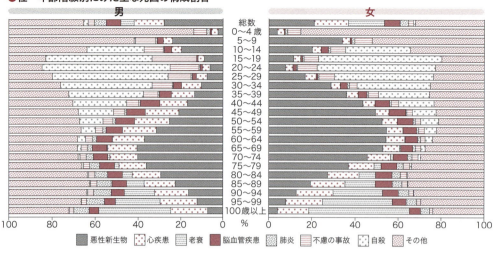

資料）厚生労働省「令和4年人口動態統計月報年計の概況」

図 1-3　日本人の平均寿命と健康寿命

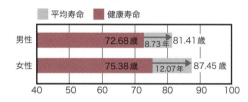

資料）「第16回健康日本21（第二次）推進専門委員会」令和元年データより作図

2 | 肥満とやせ

　令和元年国民健康・栄養調査（厚生労働省）の結果では，日本人男性の肥満者の割合は35.1％，女性は20.3％となっています。特に40～50歳代の男性肥満者は40％に近づいています。

＊ BMI：Body Mass Index（体格指数）。113ページ参照。

　日本人は，欧米人に比べるとBMI＊が比較的低くても糖尿病などにかかりやすいことがわかっています。日本人の死因の上位を占める心疾患や脳血管疾患はどちらも動脈硬化や高血圧，脂質異常などが大きな危険因子であり，これらには肥満が大きく関わっています。また，日本人に急増している高尿酸血症や痛風，脂肪肝，膵炎なども，肥満と関わりが深い病気です。さらに肥満は，眠っている間に息をしない時間が何度もある「睡眠時無呼吸症候群」という症状を引き起こし，命に関わることもあります。この肥満，特に内臓肥満に高血圧・高血糖・脂質代謝異常が組み合わさり，心臓病や脳卒中などの動脈硬化性疾患をまねきやすい病態のことをメタボリックシンドロームとよびます。

　一方，20～69歳の女性では，肥満者の割合は20％前後で推移しています。しかし，20歳代女性のやせの者の割合は，約40年前と比べると10％弱増加しています（図1-4）。

　女性の「やせ」は，貧血や神経性食欲不振症，骨粗鬆症の発症など多くの健康問題のリスクを高めるとされます。さらに妊婦の低栄養問題は「次世代の子ども」の生活習慣病（高血圧，糖尿病など）のリスクを高めると危惧されています。

　男性も女性も年齢にかかわらず，適正体重の維持とバランスのとれた食生活の確立をめざす必要があります。

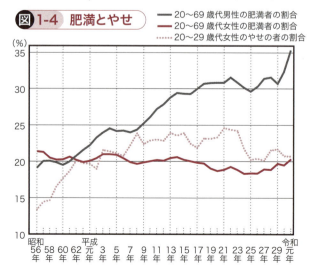

図 1-4　肥満とやせ

注）肥満者，やせの者の割合は，移動平均により平滑化した結果から作成
移動平均：グラフ上の結果のばらつきを少なくするため，各年次結果と前後の年次結果を足し合わせ，計3年分を平均化したもの。ただし，令和元年については単年の結果。
資料）厚生労働省「令和元年国民健康・栄養調査結果の概要」から作図

③ 現在の食習慣の問題

1 朝食を食べる時間がない！

令和元年国民健康・栄養調査の結果では、朝食を欠食する者の割合は、20歳代で多く、男性で27.9％、女性で18.1％となっています（図1-5）。新型コロナウイルス感染症による生活スタイルの変化により、朝食欠食率が低下したものの、20～30歳代の1人世帯では、朝食の欠食率が高く、高校卒業直後の18～19歳で、朝食の欠食率が急増する傾向にあります。

朝食を食べない理由は、「ギリギリまで寝ていたいから」「食欲がないから」「食事を準備するのが面倒だから」などがあげられています。

子どもの朝食についての別の調査では、母親が朝食で重視していることに「とにかくなにかを食べること」「短時間で食べられること」があがっていました。忙しい生活スタイルが朝食の欠食を招いています。

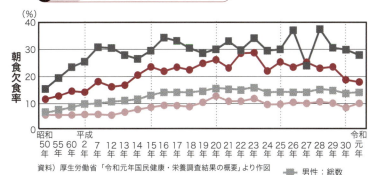

図1-5 朝食欠食率の年次推移

資料）厚生労働省「令和元年国民健康・栄養調査結果の概要」より作図

- 男性：総数
- 男性：20～29歳
- 女性：総数
- 女性：20～29歳

2 朝食を食べないと、なにが問題か？

朝食の欠食者は、夕食の時刻が不規則で、栄養摂取状態がよくないことが多く、朝は食欲がわかないため、朝食をとらずにすませてしまう。すると空腹が激しくなり、昼食の量が多くなるという循環を繰り返します。食事の1回に食べる量が多くなると、脂肪が体内にたまり肥満になりやすく、血糖値や血中脂質の異常が起こり、生活習慣病に陥りやすくなります。

朝食の役目は、睡眠中に下がった体温を上げ、脳や体にエネルギーを与え、午前中の活動に積極的にとり組むようにすることです。そして、1日のはじまりのスイッチを入れ、体に備わった日周リズムをととのえます。また、朝食を食べている児童や学生は欠食者に比べて試験の成績がよい、身体的能力が高い、肥満児が少ないという報告もあります（図1-6）。これを最近では、時間栄養学とよび、さまざまな研究が進められています。

図1-6 朝食欠食による児童・生徒への影響

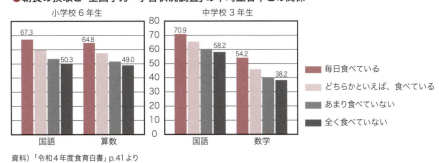

●朝食の摂取と「全国学力・学習状況調査」の平均正答率との関係

資料）「令和4年度食育白書」p.41 より

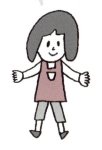

こんなに違うのね。やっぱり朝ごはんはしっかりとらなくちゃ！

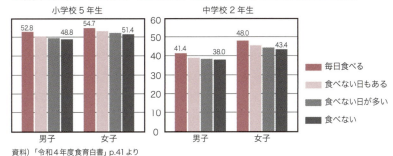

●朝食の摂取と「全国体力・運動能力、運動習慣調査」の体力合計点との関係

資料）「令和4年度食育白書」p.41 より

3 | 食事づくりは他人任せ

農林水産省の発表では，2022年（令和4）の食料消費支出に占める外食の割合は27.8％，中食（テイクアウトの総菜，弁当など）を加えると食の外部化は約38.0％に達しています（図1-7）。新型コロナウイルス感染症により大幅に低下したものの，再び増加傾向にあります。

外食では，料理や片づけの手間が省け，ふだんの家庭の味とは違うものを食べることができ，家族や友人とゆっくり楽しいひとときを過ごすことができる，などのメリットがあります。また中食の利用は，家族がバラバラの時間を過ごすことが増えたことに対して，食事時間の節約，さまざまな品目から料理が選べること，少量でも購入できること，夜遅くても購入できることなどのメリットがあるでしょう。

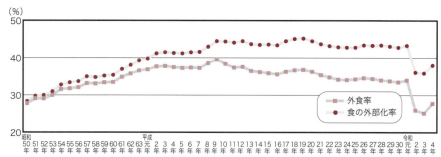

図1-7 食料消費支出に占める外部化率の推移

注）外食率：食料消費支出に占める外食の割合
　　食の外部化率：外食率に惣菜・調理食品の支出割合を加えたもの
資料）食の安全・安心財団による推計

しかし，外食や中食の利用が増えてくると次のような問題点も出てきます。

①高エネルギー，食塩が過剰になりやすい，②炒め物や揚げ物が多く，脂肪の過剰摂取を招きやすい，③全体として乳・乳製品や卵，野菜や芋，果物が少ない，④めん類やごはん類といった穀類だけの食事になりがちで栄養のバランスがとりにくい，⑤食中毒防止や色をきれいにして食欲をそそる，口あたりをよくするといった目的で添加物が使用されている，などです。

これらの問題点への対策として，外食は1日1回までとし，1日の他の食事で不足する食品を補うことがあげられます。たとえば，残りの2回の食事では野菜料理を多めに添える，外食が肉料理であれば家庭では魚介，卵や大豆製品の料理を食べるなどのくふうが必要でしょう。テイクアウトの総菜などの中食を利用した場合には，副菜や汁物として野菜料理をつけ加える，あるいは果物や乳製品などのデザートをつけ加えると栄養のバランスもとりやすくなります。食塩のとりすぎを防ぐためには，めん類の汁を残す，定食の漬物を食べない，などの注意も必要です。

④ これからの日本人になにが必要か？

私たちの食環境は豊かになり，食べるもので不自由することはほとんどなくなりました。外食や中食のおかげで，調理を知らない人たちも困らなくなっています。家族みんなで食卓を囲むことが少なくなり，子どもたちはこづかいで自分の好きなものを自由に食べています。食に不安を感じ，マスコミなどの宣伝をそのまま信じ，バランスを欠いた偏執的な食生活に走る人もいます。

なにをどのように食べたらよいか？　食事のつくりかたや食べかたのあたりまえの方法が，親から子へ伝わりにくい時代になっています。子どもにとっても大人にとっても，身のまわりには食べ物が氾濫しています。このような時代だからこそ，適切な食べ物を適量とる「実践力」が必要とされています。

自分の体をよく知り，体に適したバランスのとれた献立を立てる「実践力」を身につけることが，正しい食生活への第一歩です。このような力を一度しっかり身につければ，外食や中食などを利用しても，適した量をじょうずに選択することができるようになります。本書では，四群点数法の演習を通して食の「実践力」を身につけることを目的としています。まずは，四群点数法の分類と各食品群のもつ栄養的価値について勉強をしましょう。

第 2 章

食品と栄養

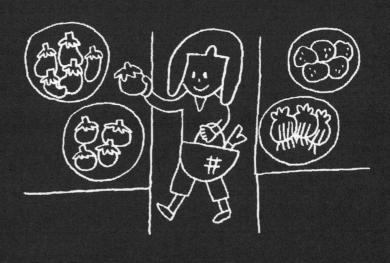

いろいろな食品群

食品群をじょうずに組み合わせることで，栄養バランスのよい食事をととのえることが可能となります。ここでは，わが国で利用されている食品群分類のおもなものを紹介しましょう。

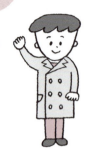

1 なぜ，食品を分類して考えるの？

　食品に含まれる栄養素には，それぞれ特徴があります。しかし，私たちがふだん食べている食品の種類は非常に多く，一つひとつについて栄養的な特徴を知るのはたいへんむずかしいことです。そこで，日常使用する食品について，主として食品中に含まれる栄養素の似ているものを集めていくつかのグループとします。これを食品群といいます。

　なにをどれくらい食べればよいか，食品群をじょうずに組み合わせることで日常の献立作成がスムーズにでき，栄養バランスのよい食事をととのえることができます。日常の献立作成や食品の選択のさいには，この食品群によるとりかたを指標にすればよいでしょう。

　わが国で利用されている代表的な食品群には，三色食品群，六つの基礎食品群，4つの食品群があります。

1 | 三色食品群

　1952年（昭和27）広島県庁の岡田正美技師が提唱し，栄養改善普及会の近藤とし子氏が普及に努めました。色別（赤，黄，緑）に3つの食品群に分け，食知識の少ない人に対しても，わかりやすいのが特徴です。小学校で広く使用されています。

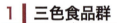

表2-1　三色食品群

赤 群	血や肉をつくるもの	たんぱく質／脂質 ビタミンB群／カルシウム	魚・肉・豆類・乳・卵
黄 群	力や体温となるもの	炭水化物／ビタミンA, D ビタミンB₁／脂質	穀物・砂糖・油脂・いも類
緑 群	体の調子をよくするもの	カロテン／ビタミンC カルシウム／ヨード	緑黄色野菜・淡色野菜 海藻・きのこ

2 | 六つの基礎食品群

　栄養教育の教材として，厚生省保健医療局（現厚生労働省）から示された食品群です。栄養成分の類似している食品を6つに分類し，それらを組み合わせて食べることで，栄養バランスがとれるようにくふうされています。第1群には「魚，肉，卵，大豆，大豆製品」，第2群には「牛乳，乳製品，海藻，小魚類（骨ごと食べられる魚）」，第3群には「緑黄色野菜」，第4群には「淡色野菜，果物」，第5群には「穀類（米，パン，めん），イモ類，砂糖」，第6群には「油脂」が分類されます。

表2-2　六つの基礎食品群

第1群	骨や筋肉等をつくる エネルギー源となる	たんぱく質	魚, 肉, 卵, 大豆, 大豆製品
第2群	骨・歯をつくる 体の各機能を調節	無機質	牛乳, 乳製品, 海藻, 小魚類
第3群	皮膚や粘膜の保護 体の各機能を調節	カロテン	緑黄色野菜
第4群	体の各機能を調節	ビタミンC	淡色野菜, 果物
第5群	エネルギー源となる 体の各機能を調節	炭水化物	穀類, イモ類, 砂糖
第6群	エネルギー源となる	脂肪	油脂

3 | 4つの食品群

4つの食品群とは

女子栄養大学の創立者，香川綾が，1930年（昭和5）東京帝国大学島薗内科において，栄養の研究を行って始まったものです。「わかりやすい」「理解しやすい」という利点から，現在すべての高校の家庭科教科書に採用され，栄養教育に用いられています。

この食品群では日本人の食生活に不足している栄養素を補充して完全な食事とするために，牛乳と卵を第1群においています。さらに，含まれる栄養素が似たもの同士の食品を4つのグループにまとめ，「なにを，どれだけ食べるか」がわかるように1日に必要な食品の分量が示されています（第3章35ページ参照）。

表2-3 4つの食品群

● 1日20点（1600kcal）の基本パターン

♠第1群	栄養を完全にする	良質たんぱく質　脂質　ビタミンA ビタミンB₁　ビタミンB₂　カルシウム	乳・乳製品　2点 卵　1点
♥第2群	肉や血をつくる	良質たんぱく質　脂質　カルシウム ビタミンA　ビタミンB₂	魚介・肉　2点 豆・豆製品　1点
♣第3群	体の調子をよくする	ビタミンA　カロテン　ビタミンC ミネラル　食物繊維	野菜※　1点 芋　1点　果物1点
♦第4群	力や体温となる	炭水化物　たんぱく質　脂質	穀類9点　砂糖0.5点 油脂　　　　1.5点

※ 緑黄色野菜・淡色野菜・きのこ類・海藻類を含む

第1群　乳・乳製品，卵

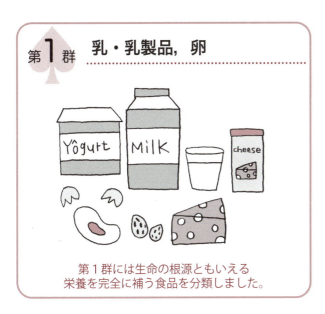

第1群には生命の根源ともいえる栄養を完全に補う食品を分類しました。

第2群　魚介，肉，豆・豆製品

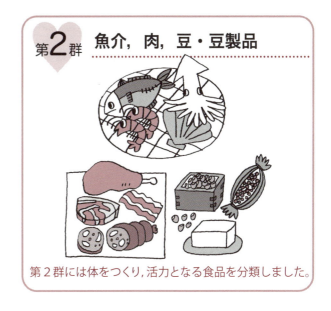

第2群には体をつくり，活力となる食品を分類しました。

第3群　野菜（きのこ・海藻を含む），芋，果物

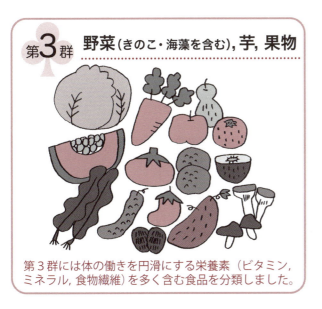

第3群には体の働きを円滑にする栄養素（ビタミン，ミネラル，食物繊維）を多く含む食品を分類しました。

第4群　穀類，油脂，砂糖，その他

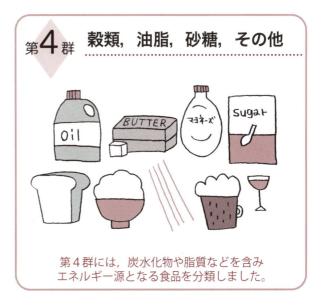

第4群には，炭水化物や脂質などを含みエネルギー源となる食品を分類しました。

食品と栄養

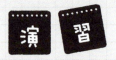

次の食品を4つの食品群の仲間同士，線で囲ってみよう。

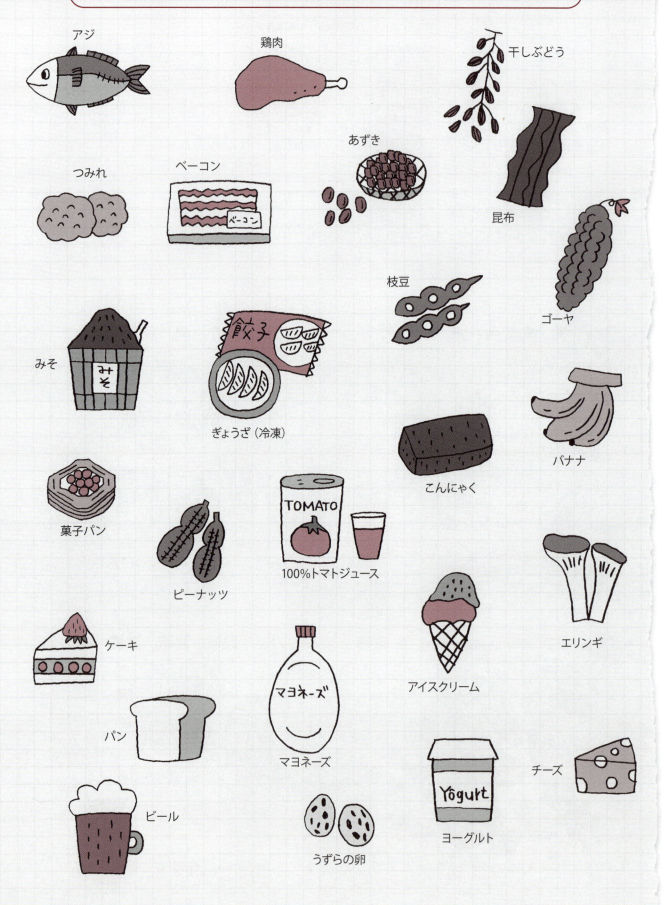

この食品分類できたかな？

次の食品は，分類するときに迷ったり，まちがえたりしやすい食品です。正しく分類できましたか？

- つみれ：第2群，イワシやアジなどの魚をすりつぶしてつくる水産練り製品です。
- 枝豆：第3群，もとは大豆の未熟種子ですが，野菜と同じようにビタミン，ミネラルを豊富に含みます。
- みそ：第4群，大豆が原料ですが，塩分が多いので調味料です。
- ベーコン：脂は多いですが，肉加工品なので第2群です。
- ぎょうざ（冷凍）：第4群，肉や野菜がどれくらい入っているかわからないものは，「とりあえずエネルギーはとれる」と考えて，第4群です。手づくりなら，原材料に分けてそれぞれ分類します。
- 100％トマトジュース：第3群，野菜の加工品なので，第3群です。ちなみに，りんごやオレンジなどの果実飲料は第4群になります。
- マヨネーズ：原材料に卵を使っていますが，油脂が多いので第4群です。
- アイスクリーム：原材料に乳製品を使っていますが，油脂が多いので第4群です。
- こんにゃく：第3群，芋の加工品であり，低エネルギーで食物繊維を含みます。
- あずき：第2群，炭水化物は多いですが，たんぱく質も含みます。
- エリンギ：第3群，しいたけやマッシュルームとともに，きのこは第3群です。
- 菓子パン：第4群，炭水化物を豊富に含み，エネルギー源となる食品です。
- チーズ：第1群，プロセスチーズ，ナチュラルチーズ問わず，乳製品なので第1群です。
- ピーナッツ：第4群，脂質を豊富に含むので，種実類は第4群に分類します。

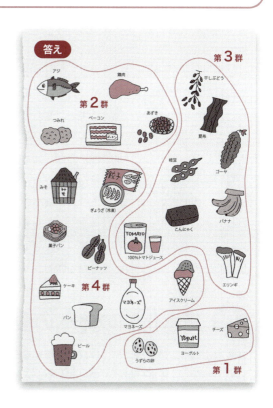

栄養素の種類とその役割

人間が生きていくために体に必要な炭水化物，脂質，たんぱく質，ミネラル，ビタミンの5つの栄養素のことと食べ物との関係を理解します。

1 5つの栄養素の役割

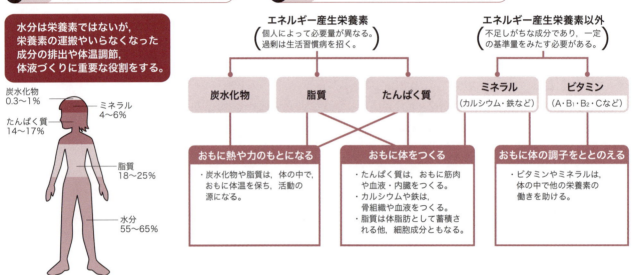

図2-1 体重に占める栄養成分の割合

図2-2 5つの栄養素とそのおもな働き

　栄養素とは，炭水化物（糖質），脂質，たんぱく質，ミネラル，ビタミンをいいます。私たちはこれらの栄養素を体内で消化・吸収し，利用しており，体内でのこうした働きを栄養といいます。

　栄養素のおもな役割は図2-2のように，大きく2つに分けることができます。1つは，体を動かしたり，体温を維持したりするためにエネルギーが必要となりますが，このエネルギーを供給する役割です。もう1つは，体の構築材料となったり体内機能を調節したりする役割です。

　エネルギーを供給する栄養素は，炭水化物（糖質），脂質，たんぱく質であり，これらは「エネルギー産生栄養素」とよびます。特に，重要なのは炭水化物と脂質です。体内にとり込まれると，炭水化物はすぐにエネルギーに変えられます。脂質は中性脂肪として皮下や内臓周囲に貯蔵され，必要に応じてエネルギーとして利用されます。エネルギーは個人の活動量に応じて大きく変化しますので，同じ性，年齢，体格であっても，活動量に応じてこれらの栄養素の摂取量も増減しなければなりません。

　一方，体の構築材料となったり体内機能を調節したりする栄養素は，ビタミン，ミネラルであり，そのうち，ミネラルは体をつくるために重要です。また，ビタミン，ミネラルは代謝をスムーズに進める役目を担います。不足しやすい成分ですので，一定の基準量をみたすために積極的に摂取することが必要となる栄養素です。

2 炭水化物の体への働き

　炭水化物は，体を動かし，体温を保持するための優れたエネルギー源となる栄養素です。1gあたりのエネルギー量は，でんぷんやショ糖，糖アルコール，食物繊維などの種類によって

異なり，2〜4kcalと幅があります。炭水化物のうち，私たちが最も多く摂取しているでんぷんは，消化・吸収されると，ブドウ糖（グルコース）となって血液中に現れ，体中に供給されます。

脳は，ブドウ糖しかエネルギー源として利用できません。そのため朝食を抜くなどして長時間食事がとれない状況では脳が働かなくなってしまいます。また，炭水化物は激しい運動のときに，筋肉の主要なエネルギー源として利用されます。

植物性食品である穀類に多く含まれる炭水化物はでんぷんであり，その摂取量は平均的な日本人では1日200〜300g程度です。牛乳中の乳糖や砂糖は甘味のある炭水化物です。消化・吸収が速く，とりすぎは肥満や糖尿病の原因となります。

3 脂質の体への働き

脂質には，体内に貯蔵され必要なときにエネルギー源となる中性脂肪（脂肪）と，体の構成物質となって働くコレステロール，リン脂質があります。中性脂肪は1gあたりのエネルギー量が9kcalと，炭水化物やたんぱく質に比べて高く，効率的なエネルギー源です。また，脂肪酸はおもに中性脂肪を構成している成分であり，飽和脂肪酸と不飽和脂肪酸に大別されます。体内で合成されないために食物から摂取する必要のある脂肪酸（リノール酸，α-リノレン酸）を必須脂肪酸といい，体内でさまざまな調節機能役として働いています。

コレステロールは，食事中に含まれる量は微量ですが，細胞膜の構成成分として，また，ホルモンや胆汁酸の原料としてたいせつな役割をもちます。体内のコレステロール量が多くなると，動脈硬化を起こしたり，胆石を生じたりすることもあります。

中性脂肪として食事からは1日40〜70g程度摂取されています。もちろん，とりすぎは体脂肪を増やす原因となります。

4 たんぱく質の体への働き

たんぱく質は，エネルギー産生栄養素の1つであり，そのエネルギー量は1gあたり4kcalです。一方，筋肉や血液，結合組織などの体の構成成分として，また，酵素やホルモン，免疫抗体などの生理作用をもつ成分としても重要な役割があります。

1日に摂取するたんぱく質量は60〜80g程度です。消化・吸収によってアミノ酸に分解され，そのアミノ酸を原料として自分の体に必要なたんぱく質を再合成します。たんぱく質を構成する20種のアミノ酸のうち，体内で合成することができない9種類のアミノ酸（バリン，イソロイシン，ロイシン，トレオニン，リシン，メチオニン，フェニルアラニン，トリプトファン，ヒスチジン）は必須アミノ酸または不可欠アミノ酸とよばれ，かならず食物からとり入れなければなりません。一般的に，動物性食品に含まれるたんぱく質は，必須アミノ酸をバランスよく豊富に含んでいるため，良質と考えられます。

表2-4 ミネラルのおもな種類と働き，欠乏症

種類	働き	欠乏症
カルシウム(Ca)	骨，歯の成分，神経調節，心筋の収縮作用を増す	骨粗鬆症，神経過敏
リン(P)	骨，歯の成分，エネルギー代謝に関与	骨，歯がもろくなる
マグネシウム(Mg)	神経の調節，酵素の活性化，骨の石灰化	神経が興奮しやすくなる，骨形成の異常
ナトリウム(Na)	体液の浸透圧，体内の物質輸送を調節	食欲不振（とりすぎると高血圧症に）
カリウム(K)	体液の浸透圧，筋肉の機能を調節	筋力低下，知覚がにぶり反射低下
鉄(Fe)	赤血球の成分，酸素の運搬	鉄欠乏性貧血
亜鉛(Zn)	酵素の成分，味らい細胞の成分	成長障害，皮疹，味覚障害
ヨウ素(I)	甲状腺ホルモンの成分	甲状腺肥大，甲状腺機能低下

5 ミネラル（無機質）の体への働き

表2-4に示したように，ミネラルはそれぞれ異なる働きをもっており，不足すると欠乏症を起こします。ミネラルの作用は，次の3つに大別されます。

❶骨や歯の成分になるもの（カルシウム，リン，マグネシウムなど）。
❷体の水分中に溶解し，浸透圧維持に働くもの（ナトリウム，カリウム，塩素など）。
❸酵素，ホルモン，核酸，血色素などの各種生理作用をもつ物質の構成成分となるもの（鉄，亜鉛，銅，セレンなど）。

ミネラルは食品中にはごく微量にしか含まれません。骨の成分となるカルシウムなどは成長期に毎日少しずつとり込み，大人になるまでに，体に十分蓄積しておくことがたいせつとなる栄養素です。

6 ビタミンと体への働き

ビタミンは，微量で各栄養素の代謝を円滑に促し，体の生理作用を調整したりする働きがあります。それらの多くは体内で生合成できないため，食物から摂取しなければならず，不足すると欠乏症を生じます。

食事摂取基準が決められているビタミンは13種類あり，大別すると油に溶ける脂溶性ビタミンと，水に溶ける水溶性ビタミンに分けられます（表2-5）。脂溶性ビタミンは体に蓄積することができるため，とりすぎると過剰症が生じます。通常の食品からとるぶんには過剰にはなりませんが，ビタミン剤などを摂取するときは注意が必要です。一方，水溶性ビタミンは，過剰症にはなりにくいという特徴をもちます。しかし，余剰分は尿中に排泄されてしまい，また，加熱調理による損失が大きいので，毎日不足しないようにとらなければなりません。

表2-5 おもなビタミンの種類と働き，欠乏症

	種類	働き	欠乏症
脂溶性ビタミン	ビタミンA	成長促進，視力維持，粘膜の保護	夜盲症，眼球乾燥症，感染症
	ビタミンD	カルシウムとリンの吸収促進，骨の形成	くる病，骨軟化症
	ビタミンE	体内過酸化の抑制，細胞膜の機能保持	新生児溶血性貧血
	ビタミンK	血液凝固因子の形成	血液凝固遅延，乳児頭蓋内出血
水溶性ビタミン	ビタミンB₁	糖質代謝に関与，神経機能の調整	脚気，多発性神経炎
	ビタミンB₂	成長促進，エネルギー代謝に関与	口角炎，口唇炎，皮膚炎，成長停止
	ビタミンB₆	血液凝固，皮膚・髪・歯の形成に関与	皮膚炎，貧血，けいれん（動物）
	ビタミンB₁₂	赤血球の形成に関与	悪性貧血，神経疾患，疲労感
	ナイアシン	エネルギーや栄養素の代謝に関与	ペラグラ，皮膚炎，下痢，神経症状
	葉酸	抗貧血作用，核酸合成	巨赤芽球性貧血，神経管の発育不全（胎児），認知症
	パントテン酸	炭水化物や脂質の代謝に関与	成長停止，脱毛，食欲不振
	ビオチン	ブドウ糖や脂肪酸合成，エネルギー代謝	皮膚炎，萎縮性舌炎，食欲不振
	ビタミンC	抗酸化作用（体内の活性酸素をとり除く），免疫機能強化	皮下出血，成長不全，壊血病

7 食物繊維と体への働き

食物繊維は，人間の消化酵素では消化されない食品中の成分と定義され，その大部分は消化できない炭水化物です。通常，栄養素としてのとり扱いはしませんが，病気の予防や健康の増進に役立つ成分であることから，健康に生活するためには必須の食物成分です。

具体的には，

❶腸の運動を刺激し，便通をととのえる。
❷腸内の有害菌の働きを抑えて，腸内環境をよくする。
❸炭水化物や脂質の腸管吸収を抑え，肥満，糖尿病，動脈硬化などの生活習慣病を予防する。

などの作用があります。食事摂取基準では，成人（30〜64歳）の1日の目標量は男性22g以上，女性で18g以上としています。

食品群とその栄養的特徴

1 第1群　乳・乳製品，卵

シンボルマークは「**スペード**」

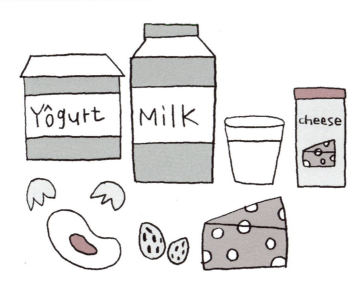

【栄養的特徴】

　牛乳，ヨーグルト，チーズなどの乳・乳製品には，ビタミンC以外のあらゆる栄養素が豊富に含まれます。特に多いのはカルシウム，ビタミンB_2・ビタミンA，良質たんぱく質，脂質などです。乳・乳製品に含まれるカルシウムは，小魚などに含まれるカルシウムと違って吸収率が高いのが特徴です。

　卵も第1群です。1羽のひよこが生まれるほど，乳と同様に，ビタミンC以外のあらゆる栄養素を含んでいます。特に，良質たんぱく質，ビタミンA，ビタミンB_2などの栄養素を補給するうえで優れています。

1│丈夫な骨をつくる

　国民健康・栄養調査では，日本人のカルシウム摂取量は1日500mg程度で，推奨量（30～64歳の成人男性は750mg，女性は650mg）に達していません。また，年代別でみると若年層，特に学校給食がなくなり半ば強制的に牛乳を飲まなくなった世代の摂取量が極端に少ないことがわかります。女性では，女性ホルモン（エストロゲン）の分泌が減少する更年期の頃から，急速に骨の中のカルシウムが減少し始めます（**図2-3**）。カルシウムの欠乏症である骨粗鬆症を起こさないためには，若い頃にできるだけカルシウムを十分摂取して骨量を高めておく必要があります。

　乳・乳製品のカルシウムはたいへん吸収されやすい形で存在しており，摂取したカルシウムの約半分（50％）は体内に吸収されます。骨ごと食べる小魚もカルシウム供給源になりますが，その吸収率は約30％。ちなみに，野菜のカルシウムは約20％です。また，カルシウムの吸収には，たんぱく質や乳糖，ビタミンDが必要ですが，乳・乳製品にはいずれも含まれていて吸収率をよくするのに役立っています。また，カルシウムは骨を丈夫にする以外にも，ストレスを軽減する効果もあります。

図2-3　エストロゲンと骨量の関係

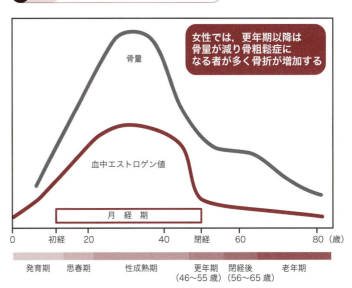

女性では，更年期以降は骨量が減り骨粗鬆症になる者が多く骨折が増加する

2 | 成長を促進する

　第1群の食品に特に豊富に含まれる栄養素は，たんぱく質とビタミンB_2です。

　乳類や卵類に含まれるたんぱく質には必須アミノ酸が豊富に含まれています。成長期の子どもでは，たんぱく質の合成が体内で盛んに行われていますので，必須アミノ酸の十分な摂取が必要となります。

　ビタミンB_2は成長の促進作用をもっています。体内で炭水化物や脂質をエネルギーに変える働きがあることから，成長期の子ども，スポーツ選手，筋肉労働に従事している人ではより多くのビタミンB_2が必要となります。また，皮膚や口内保護作用もあることから，健康でみずみずしい肌を保ちます。

3 | 感染から体を守る

　第1群の食品は，免疫力を高める最強の食品です。乳・乳製品には免疫グロブリン，ラクトフェリン，卵白中にはリゾチームが含まれ，これらは感染防御の役割を果たします。また，乳・乳製品には，粘膜を丈夫に保ち，感染にかかりにくくするビタミンAも豊富に含まれています。

4 | 卵とコレステロール

　鶏卵1個（55g）にはコレステロールが約200mg含まれています。血中コレステロールが高いと，血液がドロドロとなり動脈硬化を引き起こすのではないかと思われがちですが，体の中のコレステロール量は，食べ物からとる量で左右されるのではなく体内でつくられる量でおもに調整されています。鶏卵は1日1個程度なら安心して食べることのできる完全栄養食品の一つといえましょう。卵とコレステロールとの関係については，第3章（37ページ）でもくわしく説明していますので参照してください。

5 | 乳・乳製品の脂肪と脂肪酸

　牛乳には3～4%の脂肪が含まれます。また，低脂肪乳の場合は1%前後であり，普通牛乳の約1/3以下の含有量です。ヨーグルトは牛乳の脂肪量をそのまま反映し，全脂ヨーグルトで約3%，低脂肪ヨーグルトで1%です。チーズは濃縮されているため，脂肪含有量が高く，プロセスチーズは約25%，エダム，カマンベール，ゴーダ，パルメザン等のナチュラルチーズは，20～30%となっています。

　乳脂肪を構成する脂肪酸の多くは，飽和脂肪酸とよばれるものです。牛肉や豚肉の脂肪とよく似ており，これらのとりすぎは心血管疾患のリスクを高めます。ところが，乳脂肪には牛肉や豚肉の脂肪と大きく異なる点があります。同じ飽和脂肪酸の仲間ですが，通常の食品にはあまり含まれない中鎖脂肪酸や短鎖脂肪酸が含まれることです。これらは，普通の脂肪酸よりやや分子量の小さいもので，摂取すると短時間のうちにエネルギーに変化することから，体内に蓄積されにくいという性質をもちます。集団を対象とした海外の疫学調査において，1日の牛乳摂取量を200mL増やしても冠動脈疾患や脳卒中の発症には影響がなかったことが報告されています。牛乳の脂肪はからだによくないと思われがちですが，健康な人の場合1日コップ1～2杯の牛乳摂取であれば特に問題ありません。

2 第2群 魚介，肉，豆・豆製品

シンボルマークは「ハート」

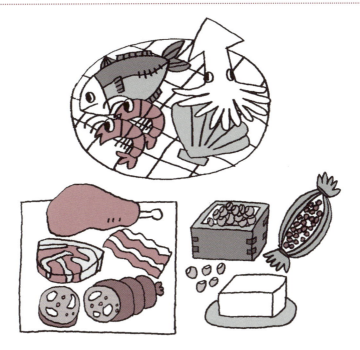

【栄養的特徴】

　魚介，肉には，良質のたんぱく質が豊富に含まれます。また，ビタミン B_1・B_2 の供給源ともなっており，豚肉はきわめてビタミン B_1 の多い食品です。

　豆及び豆製品（豆腐，納豆，湯葉など）は，良質たんぱく質，鉄，カルシウム，食物繊維の供給源となります。あずき，いんげん豆など大豆以外の豆も第2群に含みますが，大豆に比べてたんぱく質は少ないため，可能なかぎり大豆を中心に摂取するとよいでしょう。

1│力強い筋肉をつくる

　第2群の食品は，第1群の乳類・卵類と同様，いずれもたんぱく質を豊富に含み，さらに，私たちの体をつくるうえでたいへん良質のものです。成長期の子どもの体の形成に，良質のたんぱく質が必須であることはもちろんのこと，大人になってからも，体のたんぱく質は古いものから新しいものにつねに置き換わっています。張りのある若々しい体を保つうえでも，また高齢者の筋力低下を防ぐうえでもたんぱく質はたいせつです。

2│健康な血液を維持する

　魚介，肉に含まれる鉄はヘム鉄といい，野菜や穀類に含まれる鉄より吸収率が良好です（図2-4）。豆・豆製品にも鉄が豊富に含まれます。さらに，貧血を改善する作用のある銅も含まれます。若い女性を中心として日本人に多い鉄欠乏性貧血を防ぐうえでも，第2群の食品の摂取は重要となります。

　魚介，肉にはビタミン B_{12} が，肉，豆・豆製品には葉酸が多く含まれています。ビタミン B_{12} と葉酸は正常な赤血球の合成を促すことから，不足すると巨赤芽球性貧血となります。

図2-4 動物性食品のほうが鉄の吸収率が高い

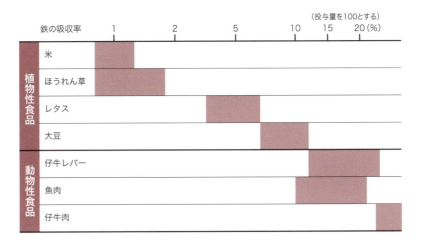

食品と栄養 17

3 みずみずしい肌を保つ

　魚介，肉にはナイアシンが豊富に含まれます。ナイアシンは皮膚の健康を保ち，肌あれ・口内炎を防ぎます。

4 魚のよさを高めるEPAとDHA，ビタミンD

　魚の油には，EPA*やDHA**等のn-3系多価不飽和脂肪酸が含まれます。EPAやDHAは，血中脂質を低下させ，脳梗塞，心筋梗塞の発症を防ぎます。この他，アレルギー軽減，がん予防，記憶力向上などの効果も報告されています。EPA，DHAはブリ，カツオ，マグロ，イワシ，サバ，サンマなどの青背魚に多く含まれています。魚の肉質はやわらかくさっぱりしていることから，中高年者にも食べやすいものです。近年，若年者を中心に魚離れが進んでいますが，1日1回は魚料理を組み入れることがたいせつです。

　また，魚介類は，ビタミンDの重要な供給源です。1日の食事からのビタミンD摂取量のうち，約8割は魚介類からの摂取となります。ビタミンDは，骨に必要なカルシウムの小腸での吸収を促進し，体内カルシウム量を高めるために有効です。多くの研究からも，ビタミンDを十分に摂取することで，骨密度を保ち，骨折を予防できることが証明されています。

* EPA：エイコサペンタエン酸
** DHA：ドコサヘキサエン酸

5 塩蔵品の食べすぎには注意

　第2群には魚介の加工品である魚の干物，みそ漬け，粕漬け，魚卵，魚肉練り製品，肉加工品であるソーセージ，ハム等が含まれます。これらは，塩蔵品であることから食塩も高濃度に含まれています。食塩の摂取は血圧を上昇させますので，これらの食品を摂取するときには食べすぎないように注意をしましょう。

6 豆・豆製品はヘルシー食品

　豆・豆製品は低エネルギー・低脂肪の食材です。大豆にはオリゴ糖とよばれる炭水化物が含まれています。これは，消化されずに大腸まで到達して，有用な腸内細菌（ビフィズス菌）の増殖を促します。大豆中のイソフラボンは抗酸化作用をもち生活習慣病を防ぎます。それとともに女性ホルモンと類似の構造をしているために，更年期障害を軽減し，骨粗鬆症予防効果ももっています。

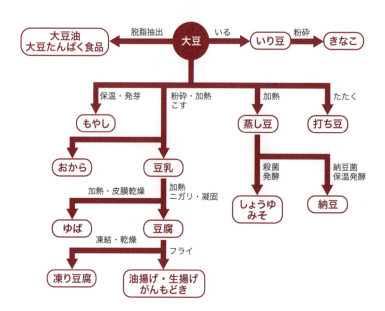

図2-5　こんなにある大豆加工食品

第3群 野菜(きのこ, 海藻を含む), 芋, 果物 シンボルマークは「クローバー」

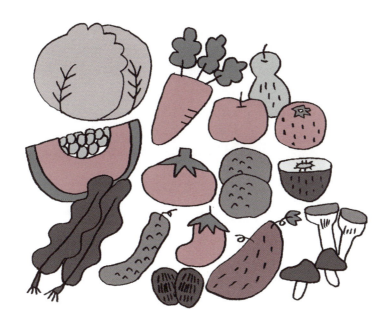

【栄養的特徴】

ほうれんそう, にんじん, ピーマンなどの緑黄色野菜は, β-カロテン（体内でビタミンAとなる）を豊富に含みます。さらに, ビタミンC・B_1・B_2, 葉酸, 鉄なども豊富に含みます。キャベツやだいこん, はくさい, きゅうりなどの淡色野菜からは, 食物繊維やビタミンC・B_1・B_2などが摂取できます。きのこにはビタミンB_1・B_2が, 海藻にはカルシウムや鉄, β-カロテンが含まれます。

芋にもビタミンCや食物繊維が含まれます。果物はビタミンCの給源です。特に, みかんなどのかんきつ類にはビタミンCが多く, りんごやいちごには水溶性食物繊維であるペクチンが多く含まれます。

1 生活習慣病の予防薬

ビタミンCは結合組織の成分であるコラーゲン（たんぱく質）が体内で合成されるときに必要となる栄養素です。不足すると壊血病とよばれる出血性疾患を引き起こします。さらに, 抗酸化物質としての働きもあり, 体内の活性酸素を消去します。人の体内ではつねに活性酸素がつくられていますが, この活性酸素は, 私たちの細胞を傷つけ, 有害な物質を産生します。それによって, 生活習慣病のリスクが高まったり, 老化現象が進んだりします。このことからも, ビタミンCは生活習慣病の強力なる予防薬といえます。野菜, 果物に比べると芋からのビタミンC供給割合はやや少なめです。しかし, 芋は長期保存が可能で, しかも芋のビタミンCは, 調理による損失が少ないなどの特徴があります（図2-6）。

ビタミンCは運動, 喫煙, 感染, けが等でその必要量が増加することがわかっています。そのような人では, 特に欠乏することなく十分摂取することがたいせつです。

図2-6 じゃが芋のビタミン変化率

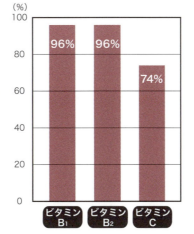

●じゃが芋を丸ごと40分蒸したときの
ビタミン残存率
ビタミンB_1 96%
ビタミンB_2 96%
ビタミンC 74%

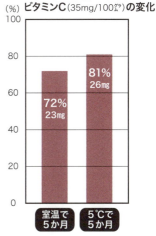

●保存温度のちがいによる
じゃが芋の貯蔵5か月後の
ビタミンC(35mg/100g)の変化
室温で5か月 72% 23mg
5℃で5か月 81% 26mg

資料）『八訂 食品成分表2025』p.458 女子栄養大学出版部, 2025より作図

2 植物の色素に秘密あり

野菜の場合，β-カロテンなどのだいだい色の色素を多く含むものを緑黄色野菜（表2-6），少ないものを淡色野菜としています。β-カロテンはプロビタミンAとよばれ，体内でビタミンAに変換されます。ビタミンAは薄暗いところで視力を保ち，皮膚，粘膜を丈夫にし，感染症に対する抵抗性を高めるなどの作用をもっています。

野菜や果物には，β-カロテン以外にもたくさんの種類の色素が含まれます。これらの色素は，栄養素ではありませんが，健康の維持・増進にたいせつな成分です。トマトのリコペンは，ビタミンA作用はもたないものの抗酸化作用が強く，動脈硬化やがん予防に効果があります。植物の緑葉，黄色花の花弁や果実，卵黄等に広く分布するルテインにも抗酸化作用があります。また，果物には，ヘスペリジン，β-クリプトキサンチン，レスベラトロール，アントシアニンなどの色素成分がたくさん見出されています。ビタミンAとしての作用に限らず，さまざまな種類の色素を摂取することが勧められます。

3 大腸の調子をととのえる

第3群の食品は食物繊維を豊富に含みます。食物繊維には整腸作用があります。この他，大腸がんや動脈硬化の予防効果もあります。また，水溶性の性質をもつ食物繊維の場合，大腸内の有用菌（乳酸菌やビフィズス菌）を増やす働きもあります。

4 塩漬け，ぬか漬けのとりすぎは要注意

野菜は貯蔵性を上げるために，塩漬け，ぬか漬けなどにしますが，食塩含有量は多いので，食べすぎに気をつけるようにしましょう。

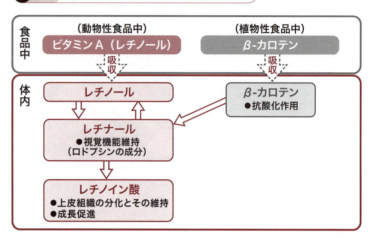

図2-7 β-カロテンとビタミンAの働き

表2-6 緑黄色野菜

緑黄色野菜		
あさつき	●たいさい類	パクチョイ
あしたば	つまみな	バジル
アスパラガス	たいさい	パセリ
いんげんまめ（さやいんげん）	たかな	はなっこりー
エンダイブ	たらのめ	●ピーマン類
●えんどう類	ちぢみゆきな	オレンジピーマン
トウミョウ	チンゲンサイ	青ピーマン
さやえんどう	つくし	赤ピーマン
おおさかしろな	つるな	トマピー
おかひじき	つるむらさき	ひのな
オクラ	とうがらし（葉，果実）	ひろしまな
かぶ（葉）	●たまねぎ類	ふだんそう
●かぼちゃ類	葉たまねぎ	ブロッコリー
日本かぼちゃ	●トマト類	ほうれんそう
西洋かぼちゃ	トマト	みずかけな
からしな	ミニトマト	みずな
ぎょうじゃにんにく	とんぶり	●みつば類
キンサイ	ながさきはくさい	切りみつば
クレソン	なずな	根みつば
ケール	●なばな類	糸みつば
こごみ	和種なばな	みぶな
こまつな	洋種なばな	めキャベツ
コリアンダー	●にら類	めたで
さんとうさい	にら	モロヘイヤ
ししとうがらし	花にら	ようさい
しそ（葉・実）	●にんじん類	よめな
じゅうろくささげ	葉にんじん	よもぎ
しゅんぎく	にんじん	リーキ
すいせんじな	きんとき	ルッコラ
すぐきな（葉）	ミニキャロット	●レタス類
せり	茎にんにく	レタス（水耕栽培）
タアサイ	●ねぎ類	サラダな
●だいこん類	葉ねぎ	リーフレタス
かいわれだいこん	こねぎ	サニーレタス
葉だいこん	のざわな	サンチュ
だいこん（葉）	のびる	わけぎ

第4群 穀類，油脂，砂糖，その他

シンボルマークは「**ダイヤ**」

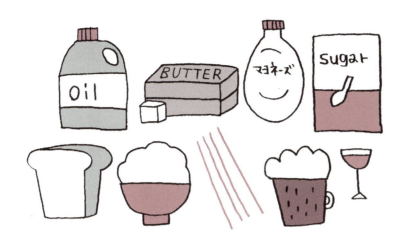

【栄養的特徴】

　穀類はでんぷん（炭水化物）が主成分であり，体内ではエネルギーとなる食品です。また，たんぱく質，ビタミンB_1，食物繊維の供給源ともなります。

　油脂（種実類も含む）や砂糖もエネルギー源です。植物油脂に含まれる脂肪酸は，体内で合成することのできないリノール酸やα−リノレン酸などの必須脂肪酸を含みます。

　砂糖の主成分はスクロース（ショ糖）であり，他の栄養素を全く含みません。このように，エネルギーばかりで他の栄養素を全く含まない食品を「エンプティカロリー」の食品といいます。砂糖は，消化・吸収が速く食後の血糖値上昇も急であることから，とりすぎは肥満や糖尿病を招きます。この他，菓子，嗜好飲料，調味料などもエネルギー源であることから，第4群に含まれます。

1 効率のよいエネルギー源

　第4群の食品は，おもに炭水化物あるいは脂質を含みます。炭水化物と脂質は，100％有効活用できる効率のよいエネルギー源です。一方，たんぱく質はエネルギー源としてよりも，体をつくる働きがたいせつです。炭水化物と脂質が不足してしまうと，体を構成しているたんぱく質がエネルギー源として使われてしまいます。たんぱく質が体をつくる構成成分になるためにも，炭水化物や脂質からエネルギーを十分補給しておかなければなりません。

2 穀類はミネラルの宝庫

　穀類にはマグネシウム，マンガン，銅，亜鉛などのミネラルが豊富に含まれます。マグネシウムは骨の構成成分として体をつくっています。マンガン，銅，亜鉛は微量であるにもかかわらず，生体内の調節作用に必要となる元素です。マンガンの欠乏は骨の発育を低下させます。銅の欠乏は貧血を，亜鉛の欠乏は味覚障害を引き起こします。

3 穀類は「スローフード」の主役

　「スローフード」とは，地元で収穫された食材をていねいに料理し，ゆっくり味わいながら食べることをいいます。その主役はなんといっても穀類です。完全に精製されていない穀類をよくかんで心ゆくまで味わい食べることは，まさに「スローフード」の実践です。穀類は炭水化物であるでんぷんを豊富に含んでいますが，砂糖に比べると消化吸収がゆっくりです。血糖上昇に対してもおだやかで，肥満や糖尿病予防にも効果的です。

4 米を主食として，できれば胚芽精米を

米を主食とした日本人の食生活では，穀類をむりなく摂取することができます。ただし，精白米では栄養価の高い胚芽部分を除いています。胚芽精米は，胚芽部分を残すことでビタミンEの供給源になるとともに，精白米に比べて，ビタミンB_1は約 2.9 倍，ビタミンB_2は 1.5 倍，ナイアシンは約 2.6 倍となります（図 2-8）。もちろん，玄米や雑穀米もビタミン，ミネラルを豊富に含みますが，胚芽精米では外皮やぬかを除いているため，食味は精白米と変わりません。また，消化吸収面でもほとんど精白米と変わりませんので，むりなく日常の食生活に取り込むことが可能です。

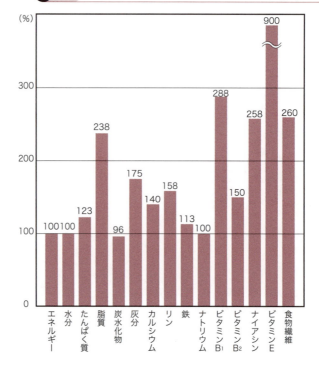

図 2-8　精白米を 100 とした場合の胚芽精米の栄養成分

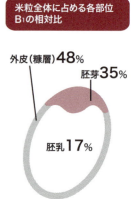

米粒全体に占める各部位B_1の相対比
外皮（糠層）48%
胚芽 35%
胚乳 17%

5 植物性油脂を中心に適量を

油脂も体内では，おもにエネルギー源としての働きです。脂質以外には，脂溶性ビタミンであるEとKを含んでいます。同じエネルギー源である砂糖は 1 g あたり約 4 kcal であるのに対して，油脂は 1 g あたり約 9 kcal の高いエネルギー量を含みます。とりすぎは，摂取エネルギー量を増やし，肥満や糖尿病の原因となります。ただし，油脂には体の中で合成できないリノール酸，α-リノレン酸などの必須脂肪酸が含まれます。必須脂肪酸は体内での調節作用を行います。したがって，油脂は「とらなければいけない」食品です。

油脂には，サラダ油などの植物性のものと，バター，ラード，ヘッドなどの動物性のものとがあります。しかし，心疾患予防等の面では，サラダ油のような植物性の油脂を中心にとることがたいせつです。

6 菓子やアルコールのとりかたには注意が必要

菓子やアルコール，ジュースなどは，生活にうるおいをもたらせてくれる嗜好食品です。アルコールにはストレス解消効果があります。しかし，栄養的にはエネルギー源としての働きがほとんどです。また，菓子の中の砂糖やアルコールは消化吸収が速いことから，過剰摂取は肥満や糖尿病，脂質異常症の原因となります。したがって，とりかたにはくれぐれも注意が必要です（図 2-9）。

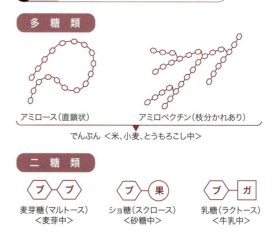

図 2-9　食品中のおもな炭水化物

多糖類
アミロース（直鎖状）　　アミロペクチン（枝分かれあり）
でんぷん ＜米，小麦，とうもろこし中＞

二糖類
麦芽糖（マルトース）＜麦芽中＞　ショ糖（スクロース）＜砂糖中＞　乳糖（ラクトース）＜牛乳中＞
ブ：ブドウ糖　果：果糖　ガ：ガラクトース

日本人が摂取する食品中の炭水化物のうちの90%以上はでんぷんである。このうち，ブドウ糖が直鎖状につながったものをアミロース，ところどころに枝分かれ構造をもつものをアミロペクチンという。麦芽糖はブドウ糖が2分子つながったもの，ショ糖はブドウ糖と果糖がつながったもの，乳糖はブドウ糖とガラクトースがつながったものである。

エネルギーとは

たんぱく質，脂質，炭水化物は体内でエネルギーとなるのでエネルギー産生栄養素とよばれます。ここでは，これら3つの栄養素のバランスであるPFC比率について意義や計算方法も含めて学びます。

1 生きていくうえで絶えず必要となるエネルギー

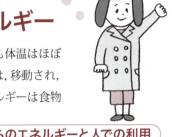

人間は，さまざまな身体活動を行っています。また，どのような環境においても体温はほぼ37℃に維持され，休みなく器官が働き，生命活動に必要な物質がつくられ，あるいは，移動され，蓄積されています。これらの作業にはすべてエネルギーが必要となり，このエネルギーは食物中の炭水化物，脂質，たんぱく質から得ています。一般的に，エネルギーのことをカロリーといいますが，カロリーはエネルギーを表す大きさの単位です。したがって，正しくはエネルギーです。

このようにたいせつなエネルギーですが，これらの栄養素を過剰に摂取すると，余剰分は体脂肪として蓄積され，肥満をもたらします。不足すればやせを引き起こします。また，健康を維持するためには，炭水化物，脂質，たんぱく質のバランスもたいせつとなります。

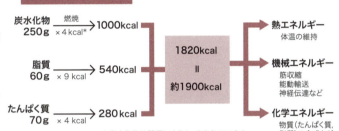

図2-10 栄養素からのエネルギーと人での利用

2 エネルギー産生栄養素バランス（PFC比率）

たんぱく質（P：Protein），脂質（F：Fat），炭水化物（C：Carbohydrate）のバランスは，エネルギー産生栄養素バランス（PFC比率）で表されます。PFC比率とは，それぞれの栄養素の1日あたりの摂取量をエネルギー換算し，1日の総エネルギー摂取量に対する割合で示した数値（％）をいいます。

1gあたりのエネルギー量は，たんぱく質4kcal，脂質9kcalです。また，炭水化物については，その種類によってそれぞれの食品の1gあたりのエネルギー量は異なります。たとえば，でんぷんや砂糖は1gあたり3.75kcal，糖アルコールは2.4kcal，食物繊維は2.0kcal，アルコールは7.0kcal，とさまざまです。そこで，PFC比率を求めるさいには，たんぱく質及び脂質からのエネルギー比率を100（％）から差し引き，残りのエネルギー比率を炭水化物エネルギー比率とみなします。

PFC比率は以下の式で表されます。

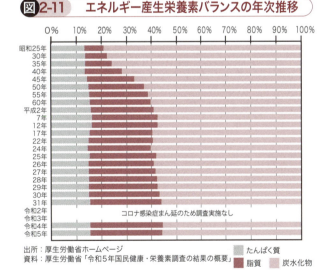

図2-11 エネルギー産生栄養素バランスの年次推移

たんぱく質エネルギー比率（P）＝たんぱく質量（g）×4（kcal/g）÷総エネルギー量（kcal）×100
脂質エネルギー比率（F）＝脂質量（g）×9（kcal/g）÷総エネルギー量（kcal）×100
炭水化物エネルギー比率（C）＝100－（たんぱく質エネルギー比率＋脂質エネルギー比率）

通常，食事摂取基準や医師からの食事箋*は，炭水化物，脂質，たんぱく質の基準値として，エネルギー産生栄養素バランス（PFC比率）が用いられます。また，国民健康・栄養調査においても，日本人のPFC比率の変遷が示されています（図2-11）。

＊食事箋：献立の栄養価の指示量を示した書類。

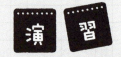

PFC比率の計算方法

献立を立てたり，また，献立を評価するさいには，脂質エネルギー比率から脂質量を計算したり，PFC比率を計算するなどのことがよく行われます。そこで，例題を参考に，PFC比率をまちがいなく計算できるようにしておきましょう。

例題❶ 1日のエネルギー摂取量は2200kcal，脂肪エネルギー比率は25％であった。脂肪摂取量は何gか。

$$2200\text{kcal} \times \left(\frac{25}{100}\right) = 550\text{kcal}$$ （脂質からのエネルギー量）

$$\frac{550\text{kcal}}{9\text{kcal/g}} = 61.111\cdots ≒ 61.1\text{g}$$

答え **61.1g**

> 食事摂取基準では，エネルギー生産栄養素バランスの目標量は，たんぱく質，脂質，炭水化物それぞれ13〜20％，20〜30％，50〜65％です。実際の献立作成では，この目標量から摂取量（g）を求める必要があります。

例題❷ 1日の摂取量がエネルギー2200kcal，たんぱく質70g，脂質50gの場合のPFC比率を求めなさい。

Step 1 下記のような表を作成します。

	摂取量（g）	1gあたりのエネルギー量（kcal/g）	エネルギー量（kcal）	PFC比率（％）
たんぱく質（P）		4		
脂質（F）		9		
炭水化物（C）	—	—		
合計		—		100

4と9は固定値です　　これも固定値

Step 2 問題文から埋められる箇所を埋めましょう。

	摂取量（g）	1gあたりのエネルギー量（kcal/g）	エネルギー量（kcal）	PFC比率（％）
たんぱく質（P）	70	4		
脂質（F）	50	9		
炭水化物（C）		—		
合計		—	2200	100

Step 3 下記の手順（①から⑥の順）で計算していきます。

	摂取量（g）	1gあたりのエネルギー量（kcal/g）	エネルギー量（kcal）	PFC比率（％）
たんぱく質（P）	70	4	① 70×4=280	④ ①／2200×100 =12.7272…≒12.7
脂質（F）	50	9	② 50×9=450	⑤ ②／2200×100 =20.4545…≒20.5
炭水化物（C）	—	—	③ 2200−①−②=1470	⑥ ③／2200×100 =66.8181…≒66.8
合計	—	—	2200	100

PFC比率が算出できたら④＋⑤＋⑥を計算します。その結果が100になれば計算は正しいとみなしてよいでしょう。

答え **P：F：C ＝ 12.7：20.5：66.8**

> たんぱく質，脂質，炭水化物摂取量のバランスを評価するときには，PFC比率は重要な指標の1つになります。

例題 ❸ 1日に摂取する目標がエネルギー1800kcal, たんぱく質1.0g/体重kg, 脂質エネルギー比率25%の場合, たんぱく質, 脂質はそれぞれ何gに相当するか。ただし, 体重は55kgとして算出しなさい。

Step 1 たんぱく質摂取量を求めます。
問題文では, たんぱく質は「1.0g/体重kg」となっています。
これは, 体重あたりの摂取量を示したものですので,
1.0gに体重55kgをかけてたんぱく質摂取量を求めます。

> これがたんぱく質摂取量です

1.0g × 55kg ＝ 55g

Step 2 例題❷と同じ要領でやってみましょう。ヒントは次の表です。

	摂取量（g）	1gあたりのエネルギー量（kcal/g）	エネルギー量（kcal）	PFC比率（%）
たんぱく質（P）	**55**	4	①	⑤
脂質（F）	③	9	②	**25**
炭水化物（C）	ー	ー	④	⑥
合計	ー	ー	**1800**	**100**

⑤⑥は答えを求めるうえで計算の必要はありませんが, 練習なのでうめてみましょう。

Step 3

	摂取量（g）	1gあたりのエネルギー量（kcal/g）	エネルギー量（kcal）	PFC比率（%）
たんぱく質（P）	**55**	4	① 55×4＝220	⑤ ①／1800×100 ＝12.2222…≒12.2
脂質（F）	③ ②／9 ＝50	9	② 1800×($\frac{25}{100}$)＝450	**25**
炭水化物（C）	ー	ー	④ 1800−①−②＝1130	⑥ ④／1800×100 ＝62.7777…≒62.8
合計	ー	ー	**1800**	**100**

④⑤⑥は答えを求めるうえで計算の必要はありませんが, 練習なので埋めてみましょう。

答え　たんぱく質 55g, 脂質 50g

> 医師の食事箋などでは, たんぱく質摂取量は体重kgあたりで指示が出されます。献立を作成するためには, 限られた情報からたんぱく質や脂質の摂取量を求めなければなりません。

演習

食べた食品を4つに分けよう

はなちゃんの今日の食事

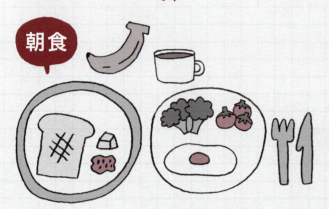

朝食
- トースト（パン，マーガリン，イチゴジャム）
- 目玉焼き（卵，油，塩，こしょう）
- つけ合わせ（ブロッコリー，プチトマト，ドレッシング）
- バナナ
- コーヒー牛乳（牛乳，インスタントコーヒー）

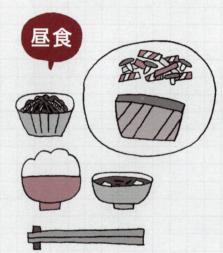

昼食
- ごはん
- メカジキのバターソテー（メカジキ，バター，塩）
- 野菜炒め（ベーコン，たまねぎ，しめじ，にんじん，油，塩，こしょう）
- ひじきの煮つけ（ひじき，豚肉，油揚げ，さやいんげん，しょうゆ，砂糖，酒）
- みそ汁（絹ごし豆腐，わかめ，みそ，だし汁）

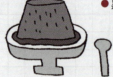

間食
- 黒ごまプリン（市販品）

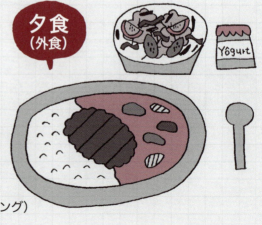

夕食（外食）
- メンチカツカレー
  （メンチカツ：豚ひき肉，たまねぎ，油，小麦粉，卵，パン粉，塩）
  （カレー：ごはん，カレールウ，にんじん，じゃが芋，たまねぎ，油）
- 海草こんにゃくサラダ（レタス，トマト，きゅうり，わかめ，こんにゃく，和風ドレッシング）
- ヨーグルト

4つに分ける

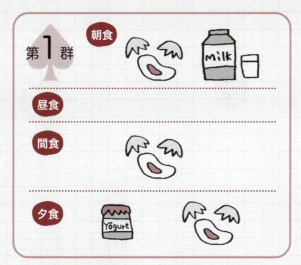

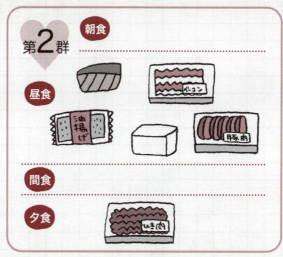

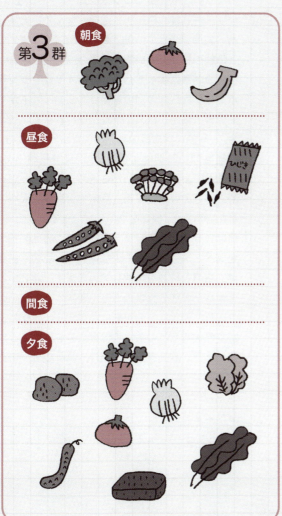

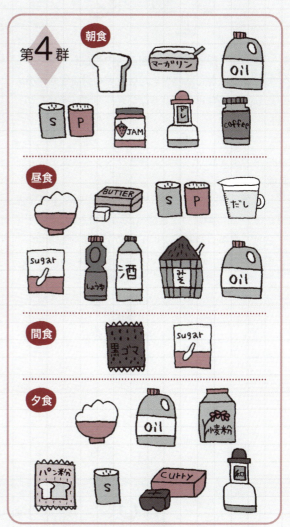

ポイント
1. 黒ごまプリン（市販品）は，黒ごま，卵，砂糖に分解したうえで分類しましょう。
2. 夕食は外食でしたが，使用している食材を書き出しましょう。
   また，調味料は料理書などを参考に書き出すとよいでしょう。
3. 調味料（特に，油やだし）を忘れないように，書き出しましょう。

ライフステージ別の栄養

人間の一生には，乳児期，幼児期，学童期，思春期，成人期，高齢期といった成長発達の段階があり，女性の場合には妊娠期や授乳期もあります。ここでは，各ライフステージの栄養について学びます。

1 妊娠・授乳期

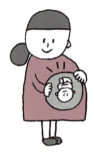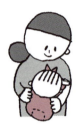

　妊娠期，授乳期は，母親自身の栄養を十分にするだけではなく，胎児または乳児の栄養をも十分にしていかなければならない時期です。そのために，妊娠前から女性は十分な栄養を摂取する必要があります。むりなダイエットや不規則な食生活は早めに是正し，健康な体をつくっておく必要があるでしょう。

　妊娠期間は初期（〜13週6日），中期（14週0日〜27週6日），後期（28週0日〜）と区分され，食事摂取基準では1日あたり初期50kcal，中期250kcal，後期450kcal，さらには，授乳期350kcalとエネルギー付加量を設定しています。エネルギー摂取量の増加に伴い，各種栄養素もその摂取量を増やします。特に，胎児や乳児の発育のためにも，良質のたんぱく質をしっかり摂取することはたいせつです。

2 乳児期（出生からの1年間）

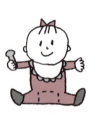

　乳児にとって，母乳の成分組成は最も適したものです。IgA（免疫グロブリン）やラクトフェリン，リゾチーム等の感染防御因子も含んでいます。また，乳房を介しての母子間の接触によって，乳児と母親の相互に強い満足感や，愛着が生まれます。授乳の刺激によって分泌されるオキシトシン等のホルモンは母体の回復を促します。母乳不足や授乳障害の場合には人工栄養が行われます。その場合，一般的には市販の乳児用調製粉乳を用います。

　離乳開始時期は生後5，6か月頃が適当です。離乳は，おかゆ（米）から始めます。じゃがいもや人参等の野菜，果物，豆腐や白身魚，固ゆでにした卵黄など，種類を増やしていきます。さらに，魚は白身魚から赤身魚，青皮魚へ，卵は卵黄から全卵へと進め，脂肪の少ない肉類，豆類，各種野菜，海藻と種類を増やしていきます。離乳中期過ぎから，家族の食事のうち，薄味のものを適宜とり入れ，使うことも可能になります。変化に富んだ食品を与えることで，偏食にならないように心がけます。離乳完了の時期は，個々の乳児の身体的，精神的発達に合わせてその時期を決めますが，通常は，13か月を中心とした12〜18か月になります。

図2-12 離乳食の進め方の目安

離乳の開始 ──────────────▶ 離乳の完了

食べ方の目安	生後5，6か月頃	7，8か月頃	9か月から11か月頃	12か月から18か月頃
	子どもの様子を見ながら，1日1回1さじずつ始める。母乳や育児用ミルクは飲みたいだけ与える。	1日2回食で，食事のリズムをつけていく。いろいろな味や舌ざわりを楽しめるように食品の種類を増やしていく。	食事のリズムを大切に，1日3回食に進めていく。共食を通じて食の楽しい体験を積み重ねる。	1日3回の食事のリズムを大切に，生活リズムをととのえる。手づかみ食べにより自分で食べる楽しみを増やす。

出所）厚生労働省「授乳・離乳の支援ガイド」（2019年）

3 幼児期
(満1歳から小学校入学まで)

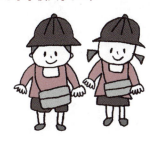

　幼児期は活動が活発で，体の大きさに比べてエネルギーなどの栄養要求量が多いことが特徴です。3回の食事で食事摂取基準を満たすことができない場合には，1日の食事からの栄養量の10〜20%を目安として，間食で補うようにします。不足しがちなビタミンやミネラルを含む食品として，第1群の乳・乳製品，第3群の芋，果物などから選ぶとよいでしょう。また，間食を与える時間は，次の食事との間隔を2時間以上離すようにします。

4 学童期〜思春期
(小学校入学から19歳まで)

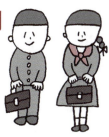

　中高生期には，男女とも身長の伸びが急激に高まり，いわゆる第二次性徴が現れ始めます。女子では12〜14歳，男子では15〜17歳において，他の年齢に比べ，より多くのエネルギーが必要な時期となります。発育に必要なエネルギー，たんぱく質，脂質，各種ビタミンやミネラルなどが不足しないよう注意が必要です。

　テレビゲームなど室内での遊び，夜遅くまでの塾通いなどによって，運動不足，夜型生活となり生活は不規則となり，朝食の欠食率が増え始める時期です。夜遅い塾通いや個食にみられる生活習慣の乱れは，ファストフードなどの外食の増加，スナック菓子，嗜好飲料のとりすぎなどにつながります。このような食習慣はカルシウムや鉄などの微量栄養素不足，食塩の過剰をも招きますので，適切な食品を選ぶ能力を養い，毎日3度規則的で栄養バランスのとれた食事をとる習慣を身につけることがたいせつとなります。

5 成人期
(20歳から64歳まで)

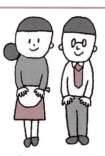

　成人期は，20歳から64歳までの長い期間を指します。この間，加齢による身体機能の低下や，精神的・心理的な変化による心身の不調を感じやすくなってきます。特に，肥満，糖尿病，脂質異常症，高血圧症などの複数の生活習慣病を合併する人が増えてきます。これらの症状は単独で現れるより，複合して現れることが多いようです。このような人では，動脈硬化による循環器病（心筋梗塞，脳梗塞など）にかかる危険が非常に高く，このような状態をメタボリックシンドロームとよびます。エネルギー，飽和脂肪酸，食塩，アルコールなどの過剰摂取を避け，必要な栄養素を適量摂取するように心がけることが必要となります。

6 高齢期
(65歳以降)

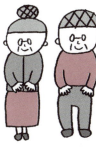

　高齢期のうち，74歳までを前期高齢期，75歳以降を後期高齢期とよびます。前期は，生理的老化はある程度進んでいても社会的に十分活躍できる能力をもっています。成人期同様，生活習慣病の予防や治療に注意することが必要です。一方，後期には，老化の進行が速く，体内諸臓器の機能は低下し，病気に対する抵抗力も急速に衰えてきます。たんぱく質エネルギー栄養障害（PEM：protein energy malnutrition）を起こすこともあり，この状態が長く続くと，さらに心身の機能低下から認知症や寝たきりになることもあります。PEM予防のために，良質のたんぱく質をはじめとした各種栄養素をしっかりとることがたいせつとなります。高齢者では慢性便秘で悩んでいるかたが多くみられます。消化管の蠕動運動が低下し，排便までの時間が延びて便が硬くなってしまうからです。排便を促進するための食物繊維の摂取もたいせつです。

第3章

四群点数法とは

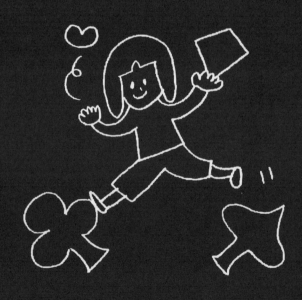

四群点数法の歴史

病人をつくらないための食事法として「四群点数法」は生まれました。
日々の生活の中で実践することで生きる食事法です。
ここでは、「四群点数法」の歴史を振り返ります。

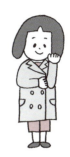

1 女子栄養大学と香川綾

「病気を予防するのが医者の使命」。脚気とビタミンの研究を通して、栄養に着目していた東京帝国大学の島薗順次郎教授が、女子栄養大学の創始者、香川綾に伝えた言葉です。医者となった香川綾は、東大の医局に入り、食品中のビタミンB_1含有量や調理による影響、胚芽米の搗精法、炊きかたなどの実践的な研究を行いました。その後、島薗内科を退局し、1933（昭和8）年、栄養学の学びの場として、自宅に「家庭食養研究会」を発足させます。これが本学のスタートです。

香川綾は、「栄養学は、日々の生活の中で実践してこそ意味を成すもの」、つまり、栄養学は、美しく、おいしい食事を通して生きるものとの考えから、有名料亭の料理人がつくる料理の材料、分量、調理工程を記録し、いつでも、だれでも同じようにおいしい料理ができるようにと調味パーセントや、計量カップ・スプーンを考案しました。記録した料理を料理カード（料理レシピ）としてまとめ、さらに研究会の講義録も加え、月刊誌『栄養と料理』を発刊し、一般の方がたへの栄養の普及にも努めたのです。女子栄養大学には、香川綾の「実践栄養」への思いが脈々と受け継がれています。

2 脚気を予防するための食事法

明治から大正、昭和の初期にかけて、日本中に脚気が蔓延して多くの人が亡くなり、脚気の撲滅が急務とされていました。脚気の研究は、明治時代よりエイクマン医師や鈴木梅太郎博士によって行われており、昭和になって、島薗医師のグループが、臨床試験を行い、脚気は、ビタミンB_1の欠乏が原因であることをつきとめました。さらにビタミンB_1が胚芽米に多く含まれていることを発見し、全国に向けて、脚気予防のための胚芽米普及活動が始まったのです。

香川綾は、それまでの動物実験において、ビタミンB_1欠乏状態では、脚気の症状以外に、栄養失調による抵抗力の低下も認めており、脚気の予防と治療には、ビタミンB_1を多く含む胚芽米を摂取するだけでなく、食事全体の栄養バランスがたいせつであるとの考えをもっていました。そこで、この動物実験の結果から、脚気を予防する食事法として「主食は胚芽米、魚一、豆一、野菜四」を考案したのです（"一"は100g）。エネルギーの供給源として主食はビタミンB_1を含む胚芽米を、動物性たんぱく質の供給源として魚一、植物性たんぱく質の供給源として豆一、ビタミン、ミネラルの供給源として野菜四としました。

この食事法では、副食（主菜・副菜）を十分食べることで、主食を減らし、食事全体の栄養バランスをととのえ、脚気の予防だけでなく、全身の栄養状態を改善することができました。この食事法が、現在の「四群点数法」の原型です。

3 食品群の移り変わり

「主食は胚芽米、魚一、豆一、野菜四」の考案から、現在に至るまでの約85年、その時どきの日本人の健康や栄養状態にあわせて、四群点数法の食品群の分類も変化してきました。

「主食は胚芽米，魚一，豆一，野菜四」

1928（昭和3）年につくられた食品群です。脚気予防と，米中心の食生活から主食・副食（主菜・副菜）をそろえて食べることで，栄養バランスのととのった食生活をめざしました。

「五つの食品群」

1948（昭和23）年頃に，献立作成のためにつくられた食品群です。この頃，学校給食に脱脂粉乳が導入され，乳・乳製品に含まれる良質たんぱく質により子どもたちの健康状態が著しく改善しました。そこで，その当時，日本人にはまだなじみのなかった乳・乳製品を日本人の食生活にとり入れたいとの強い思いから乳・乳製品を第1群にしたのです。

「七つの食品群」

1950（昭和25）年頃につくられた食品群ですが，食品群の数が7つと多いため覚えにくいこと，食品分類が成分的に統一されていないこともあり，実践的効果をあげることができませんでした。

「四つの食品群」

1956（昭和31）年頃につくられた食品群です。「七つの食品群」の反省をふまえ，似通った食品をまとめ，気軽に栄養素のバランスがとれるようにと「四つの食品群」にしました。第1群は，良質たんぱく質，カルシウム，ビタミンB_2を補う食品として，乳・乳製品，卵とし，第2群は，アミノ酸価が高い良質たんぱく質の供給源として，魚，肉，豆製品としました。第3群は，ビタミン，ミネラルの供給源として，野菜，芋，果物とし，第4群は，エネルギー源として，穀類，油脂，砂糖としました。

五つの食品群

食品群	食品
1	乳・乳製品
2	魚介類：100g，豆・豆製品：100g
3	緑黄色野菜，淡色野菜，果物，芋，乾物：400g
4	穀物：450g
5	砂糖，油

七つの食品群

食品群	食品
1	乳及び乳製品，　卵：1/2個
2	魚と肉：70～100g
3	豆製品（味噌20g＋豆腐週に1丁）
4	緑黄色野菜：100～150g
5	淡色野菜：200g，芋：100g
6	穀物（パン130g＋米130g）
7	油脂（マーガリン小さじ1＋食用油大さじ1）砂糖（大さじ2～3）

四つの食品群

食品群	食品
1	乳・乳製品，卵：250g
2	魚，肉，豆製品：200g
3	野菜，芋，果物：500g
4	穀類，油脂，砂糖：400g

④ 「四群点数法」への発展

1959，1960（昭和34，35）年以降，日本が高度経済成長時代に入ると，食生活は欧米化して著しく変化し，それに伴い，肥満，糖尿病，高血圧等の成人病*患者が増え，「栄養学」に対しても，健康の維持・増進だけでなく，成人病の予防・治療が求められるようになりました。そこで，健康な人と成人病患者に共通の食事パターンをつくり，それをもとに各自の健康状態にあわせて利用できるような食事法が考案されました。これが1970（昭和45）年頃につくられた「四群点数法」です。だれもが実行できるようにと，食べる量を重量ではなく，エネルギー量で示し，さらにエネルギー量を点数化（1点＝80kcal）しました。

＊成人病：1996（平成8）年より「生活習慣病」の名称となった。

成人女子 軽い労作の場合の点数

食品群	食品 1970（昭和45年）頃
1	乳・乳製品：2点，卵：1点
2	魚介，肉：2点，豆・豆製品：1点
3	野菜：1点，芋：1点，果物：1点
4	穀類：8点，砂糖：1点，油脂：2点

⑤ 成人病と栄養クリニック

栄養学の実践には，科学的根拠がなければなりません。そこで四群点数法を検証するために，1969（昭和44）年，四群点数法の実践の場として女子栄養大学栄養クリニックが開設されました。単純性肥満の成人男女を対象に，四群点数法で栄養指導をすると，除脂肪体重（筋肉など体脂肪以外の体重）を減らさずに，体脂肪のみが減少し，さらに血圧の低下，運動機能の回復を認め，理想的な減量の成果をあげたのです。これまでに多くの人が，栄養クリニックの四群点数法による栄養プログラムを受講し，肥満だけでなく，糖尿病，高血圧，脂質異常症などの生活習慣病にも四群点数法の効果が認められています（第7章141ページ参照）。

四群点数法の基本

日々の生活の中でバランスのよい食べかたを実践し，健康な毎日を過ごすために，四群点数法を通して「なにを」「どれだけ」食べたらよいかを学びます。

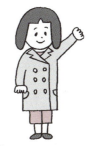

「四群点数法」では，エネルギー摂取量を自由にコントロールすることが可能となります。もちろん，体に必要な栄養は十分とったうえで，エネルギーコントロールが可能となるわけです。ちょっとダイエットしたい女性にとっても，成長期の子どもをもつお母さんでも，ウエスト周りが気になりだした中高年にとっても，「四群点数法」は活用できます。つまり，一生涯利用することのできる食事法です。

それではいよいよ，女子栄養大学の食事法「四群点数法」について解説しましょう。

1 「なにを」食べたらいいの？──4つの食品群

日常，私たちが食べているあらゆる食品を栄養成分の似たもの同士でまとめて4つのグループに分け，「4つの食品群」とします。食品の4つのグループへの分類は第2章を参照してください。ここでは簡単におさらいをします。

第1群　乳・乳製品，卵
第2群　魚介，肉，豆・豆製品
第3群　野菜（きのこ，海藻を含む），芋，果物
第4群　穀類，油脂，砂糖，その他

第1群から第4群まで，偏りなく食品を選ぶことによって，必要な栄養素がそろいます。

2 「どれだけ」食べたらいいの？──点数法

点数法には2つの法則があります。

【第1の法則】食品に含まれるエネルギー80kcalを，1点としてカウントする

四群点数法では，1点あたりの重量を**1点実用値**＊といいます。1点実用値を具体的にあげてみると，全卵1個55g，あじ中1尾70g，じゃが芋（皮なし）1個140gなど，1回に食べる量が80kcal相当のものが多くあります。バナナは1本（85g）で80kcalです。ちょっとおなかがすいたときにバナナを1本食べると気持ちが落ち着くことがありませんか？　そうです。80kcalというエネルギー量は，小腹がすいたときに少し空腹を満たす，という程度の量なのです。

通常，食パンは6枚切りを1枚（60g），ごはんは茶碗1杯（150g）食べますが，食パンの1点実用値は30g，ごはんは50gです。そうなると，食パン6枚切り1枚（60g）は2点，ごはん茶碗1杯（150g）は3点となります。このように，ふだん食べている量を1点実用値で割れば，簡単に点数計算することができます。

1日に必要なエネルギー量が1600kcalの場合，点数に置き換えると20点になります。第1群から第4群までの合計点数が20点になるように食べると，1600kcalのエネルギーを摂取することができます。

【第2の法則】第1群から第3群までを，「3・3・3（サン・サン・サン）」とする

成人女子では，第1群：3点（乳・乳製品：2点，卵：1点），第2群：3点（魚介，肉：2点，豆・豆製品：1点），第3群：3点（野菜：1点，芋：1点，果物：1点）はかならず食べるようにします。「3・3・3」を食べることで，1日に必要なたんぱく質，ビタミン，ミネラ

＊1点実用値：食品80kcalあたりの重量を，覚えやすく，使いやすいように丸めた数値。94ページ参照。

ルを摂取することができます。これらの栄養素は，体の組織をつくったり，体の調子をととのえたりするのに欠かせない栄養素で，「3・3・3」を食べないと，除脂肪体重が減少し，体の調子をくずしてしまいます。

第4群は，1日の合計点数から「3・3・3」の9点を差し引いた点数になります。1日20点の場合は，第4群は11点（穀類：9点，油脂：1.5点，砂糖：0.5点）になりますが，エネルギー源である食品が分類されている第4群の食べかたは，毎日体重を測定し，その変動によって点数を調整します。現在の体重が適正であり，さらに，日々の体重に変動がなければ現在の第4群の食べかたは適正といえます。体重が減るようであれば，第4群を増やし，体重が増えるようであれば，第4群を減らします。このように，第4群の食べかたは体重に影響を及ぼすので，第4群をコントロールすることによってダイエットにチャレンジすることもできるのです。

表3-1 18～29歳女性・身体活動レベル低いの基本的配点「3・3・3・11」で摂取したときの各食品群別エネルギー及び栄養素摂取量

群	食品	重量 g	エネルギー kcal	アミノ酸組成によるたんぱく質 g	脂肪酸のトリアシルグリセロール当量 g	利用可能炭水化物 g	食物繊維総量 g	ナトリウム mg	カリウム mg	カルシウム mg	鉄 mg	亜鉛 mg	レチノール活性当量 µg	D µg	B₁ mg	B₂ mg	葉酸 µg	C mg
第1群	乳・乳製品	250	171	9.9	9.3	11.4	0	209	392	341	0.1	1.3	101	0.4	0.10	0.40	19	2
	卵	55	78	6.2	5.1	1.9	0	78	71	25	0.8	0.6	116	2.1	0.03	0.20	27	0
第2群	魚介	50	69	8.3	2.9	2.5	0	147	157	27	0.5	0.5	15	5.5	0.06	0.09	7	1
	肉	50	94	8.3	6.1	1.3	0	85	154	3	0.4	1.0	35	0.1	0.22	0.09	6	3
	豆・豆製品	80	82	6.5	4.8	2.0	2.2	14	218	75	1.4	0.7	0	0	0.08	0.06	32	0
第3群	緑黄色野菜	120	32	1.4	0.0	4.5	2.9	13	441	53	1.1	0.4	281	0	0.09	0.11	105	44
	淡色野菜	230	60	2.4	0.0	9.4	5.1	206	548	66	1.0	0.6	27	0.3	0.13	0.12	105	34
	芋	100	71	1.2	0.0	12.9	6.1	4	424	15	0.5	0.2	0	0	0.09	0.03	25	23
	果物	150	89	0.7	0.4	19.2	2.0	1	316	16	0.3	0.2	26	0	0.06	0.03	33	40
第4群	穀類	230	721	15.7	4.9	147.3	5.2	493	295	30	1.9	2.6	1	0	0.32	0.10	42	0
	油脂	15	106	0.1	11.4	0.7	0	94	2	1	0	0	9	0	0	0	0	0
	砂糖	10	34	0	0	8.5	0	0	4	1	0	0	0	0	0	0	0	0
	合計	1340	1607	60.6	45.3	221.6	23.6	1345	3024	654	7.9	8.2	612	8.4	1.17	1.24	400	148

注）・表3-2に示した食品の内訳をもとに20点（1600kcal）を摂取した場合，表3-1のとおり主要な栄養素を摂取することができる。
　　計算には「日本食品標準成分表（八訂）増補2023年」を用いた。各栄養価の合計の多少の相違は端数処理によるものである。
・20点（1600kcal）は，「18～29歳女性・身体活動レベル 低い」の推定エネルギー必要量（1700kcal）の約94％，
　　「30～49歳女性・身体活動レベル 低い」の推定エネルギー必要量（1750kcal）の約91％に相当。

表3-2 食品群別エネルギー及び栄養素摂取量算定の基礎となる食品の内訳

第1群		割合(％)
乳・乳製品	普通牛乳	53
	ヨーグルト	37
	加工乳低脂肪	6
	チーズ	4
	その他の乳・乳製品	0
	計	100
卵	卵	99
	卵加工	1
	計	100

第2群		割合(％)
	魚介*	50
	肉**	50
	計	100
*魚介の内訳	鮮魚魚介	77
	魚	61
	貝その他の魚介	16
	加工魚介	23
	塩干・缶詰他	17
	練り製品・魚卵	6
	計	100
**肉の内訳	豚肉（副生物含む）	39
	鶏肉（副生物含む）	35
	牛肉（副生物含む）	13
	加工肉	13
	計	100
豆・豆製品	豆腐・油揚げ類	62
	納豆類	16
	その他の大豆加工品	19
	その他の豆・豆製品	3
	計	100

第3群		割合(％)
緑黄色野菜	トマト	22
	にんじん	17
	ほうれん草	13
	ブロッコリー	8
	その他	40
	計	100
淡色野菜	淡色野菜	81
	玉ねぎ	16
	キャベツ	15
	大根	8
	きゅうり	8
	レタス	7
	白菜	5
	その他	22
	きのこ類	10
	海藻類	2
	加工野菜（漬物・缶詰・乾燥）	7
	計	100
芋	じゃが芋	59
	さつま芋	20
	里芋	8
	山の芋	7
	芋加工品	6
	計	100
果物	柑橘類	20
	りんご	23
	バナナ	18
	キウイフルーツ	10
	いちご	6
	すいか	4
	その他	19
	計	100

第4群		割合(％)
穀類	米・米製品	57
	パン類	22
	めん類	17
	その他	4
	計	100
油脂	植物油脂類	53
	ドレッシング類	34
	動物油脂類（バター）	9
	その他の油脂類	4
	計	100
砂糖	砂糖	55
	ジャム類	24
	その他の砂糖・甘味料類	21
	計	100

資料）・女子栄養大学 生涯学習センター 社会通信教育「栄養と料理」一般講座受講生の食事記録データをもとに作成。
・食事記録データの対象集団（約1800名）は，おもに関東・中部・関西圏在住，女性，年齢20～60歳代（平均年齢47歳），身体活動レベル低い～ふつう（平均身体活動レベル1.70）。対象集団が異なる場合，食品の内訳も変わる。

3 「四群点数法」のエビデンス

それでは，20点（1600kcal）分の食品を食べたときに，それぞれの栄養素をどの程度摂取できるのでしょうか。**表3-1**は，18～29歳，身体活動レベル低いの女性（1700kcal）が，**表3-2**に示した内容に基づき，20点（1600kcal）を摂取したときのエネルギー及び栄養素摂取量の計算結果です。日本人の食事摂取基準（2025年版）と比べると，多くの栄養素について食事摂取基準の「摂取の範囲」内になっています。

4 1日20点（1600kcal）の点数配分

摂取点数を1日20点（1600kcal）とした場合の点数配分を**図3-1**に示しました。日本人の食事摂取基準（2025年版）では，18～29歳女性・身体活動レベル低いの推定エネルギー必要量が1700kcalとされており，これは目安量として示している20点に最も近い対象者です。

身体活動レベルの高い人や成人男性など，エネルギー必要量が高く，総点数の多い人の場合には，第4群を中心に各食品群の点数をさらに増やして調整します。

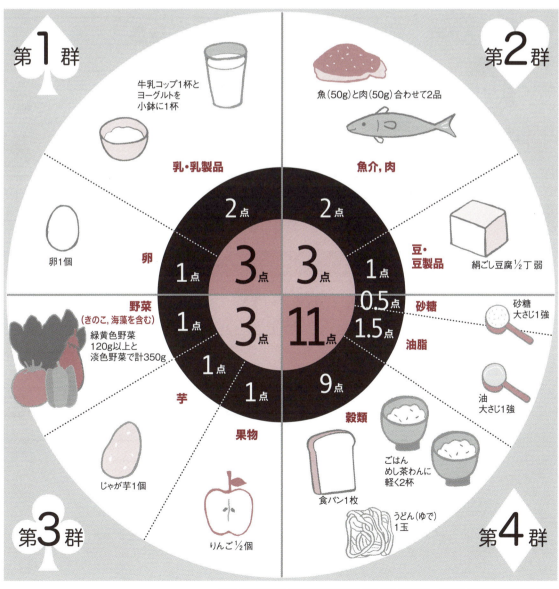

図3-1　1日にこれだけ食べよう（1日20点の目安量）

資料）香川明夫監修『なにをどれだけ食べたらいいの？（第5版）』p.34-35, 女子栄養大学出版部, 2022

5 各食品群のとりかた

第1群 乳・乳製品，卵 とりかた

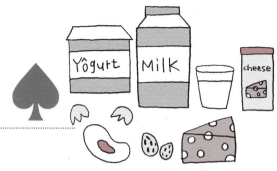

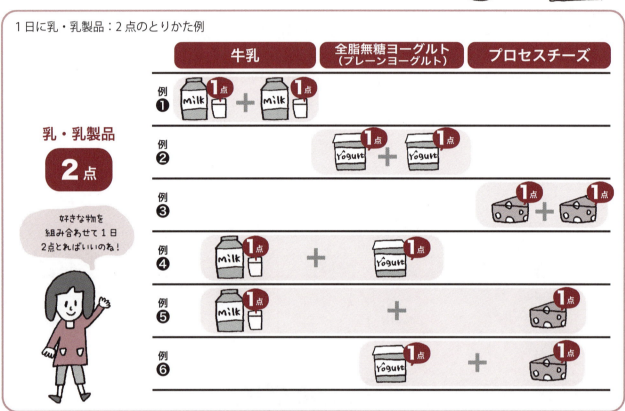

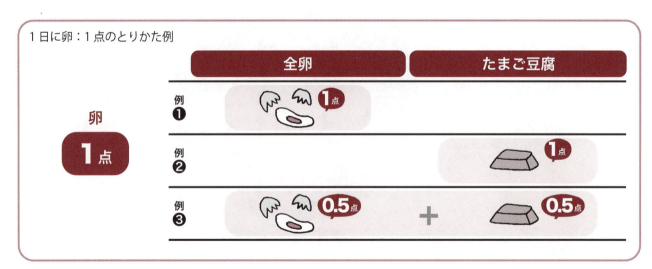

1 | 乳・乳製品のとりかたのコツ

1）乳・乳製品を朝食でとる習慣をつける

　乳・乳製品，小魚，こまつなは，カルシウムを多く含む食品ですが，体内でのカルシウムの吸収のよさという点では，乳・乳製品が最も優れています。朝食にかならず乳・乳製品を1点はとる習慣をつけます。朝食で乳・乳製品がとりやすいのはパン食です。牛乳たっぷりのカフェオレやミルクティーでとることもできますし，さらにチーズトーストにすれば朝食で2点の乳・乳製品をとることも可能です。ごはん食は，パン食に比べ乳・乳製品はとりにくいのですが，そのままで飲んだり，食べたりすることができるのも乳・乳製品のよさです。食後に牛乳を飲んだり，ヨーグルトを食べるとよいでしょう。

2）乳・乳製品を間食でとる

　間食として，フルーツヨーグルトやフローズンヨーグルト，カフェオレやミルクティーで乳・乳製品をとるようにします。

3）乳糖不耐症のかたは

　牛乳を飲むと，お腹がゴロゴロしたり，下痢をしたりする乳糖不耐症のかたは，様子をみながら少しずつ飲んでみるか，乳糖不耐症用の牛乳も市販されていますので利用するとよいでしょう。また，ヨーグルトやチーズであれば全く問題はありません。

2 | 卵のとりかたのコツ

1）コレステロールは敵？

　卵は，良質たんぱく質，鉄，ビタミンAを含む栄養完全食品です。しかし，コレステロールも多く含む食品で，卵1点に約200mgのコレステロールが含まれています。卵＝コレステロール＝動脈硬化のイメージが強く，卵は敬遠されがちですが，コレステロールは，細胞膜の構成成分，ステロイドホルモン，胆汁酸，ビタミンDの材料となるため体になくてはならない栄養素なのです。コレステロールは，人の肝臓でも合成されており，その合成量は，食物から摂取するコレステロール量の約2倍です。私たちの体には，食品から摂取するコレステロール量が多い場合は，肝臓でのコレステロール合成量を抑制し，食品から摂取するコレステロール量が少ない場合は，肝臓でのコレステロール合成量を増加させ，体内のコレステロール量を一定に維持するメカニズムがととのっています。健康な成人では，卵は1日1点（1個）食べてもなんら問題はありません。医師から血中コレステロール値が高いと指摘されたかたや，コレステロールの摂取を制限されたかたは，週に3点（3個）とし，1日に½個，または1日おきに1個食べるようにします。

　卵は，主菜にもなれば，主食，副菜，菓子にもなる自由自在な食品です。主菜として目玉焼き，プレーンオムレツ，スクランブルエッグ。朝，時間のないときの主菜にはゆで卵。食欲のないときや夜食の主食として卵雑炊。副菜の青菜のあえ物の彩りとして。菓子としてはプリンなどがあります。朝はなにかと忙しいものですが，乳・乳製品と卵は，朝食でとると決めて，料理をパターン化しておくと，効率よく朝食をつくることができます。

第2群 魚介，肉，豆・豆製品 とりかた

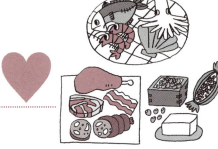

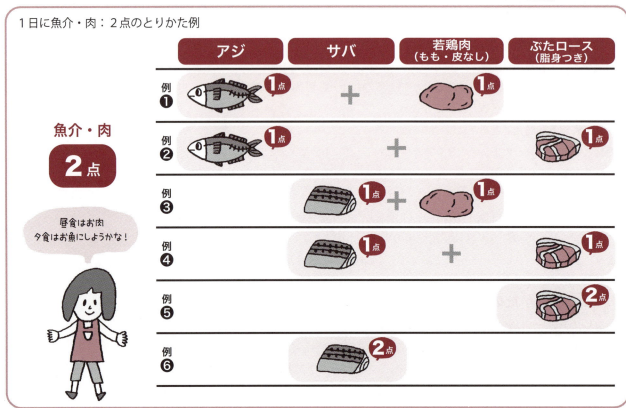

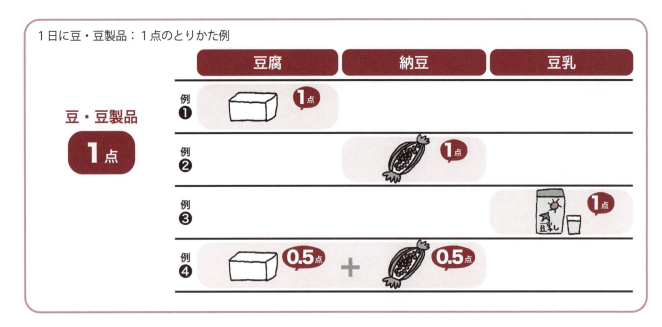

1 魚介・肉のとりかたのコツ

1）主菜料理に利用

　四群点数法では，魚介・肉を1点あたりのたんぱく質含有量によってA，B，Cに分類しています。Aは，1点あたりたんぱく質含有量が14g以上で，魚介では，マダラ，カレイなどの白身魚や，マグロの赤身，肉では，若鶏肉ささ身やむね肉（皮なし）が属します。Bは，1点あたりのたんぱく質含有量が10g以上14g未満で，魚介では，マアジやシロサケ，肉では，

豚もも（皮下脂肪なし），若鶏もも（皮なし）が属します。Cは，1点あたりのたんぱく質含有量が10g未満で，魚介ではマサバやサンマなどの青魚，肉では，豚もも（脂身つき），豚ひき肉，若鶏もも（皮つき）が属します（図3-2）。

Aは，たんぱく質含有量が多い分，脂質含有量が少ないので，1点実用値が大きくなります。一方，Cは，たんぱく質含有量が少ない分，脂質含有量が多いので，1点実用値が小さくなります。主菜料理のボリュームを出したいときやダイエット中の場合は，Aの魚介，肉を選ぶと

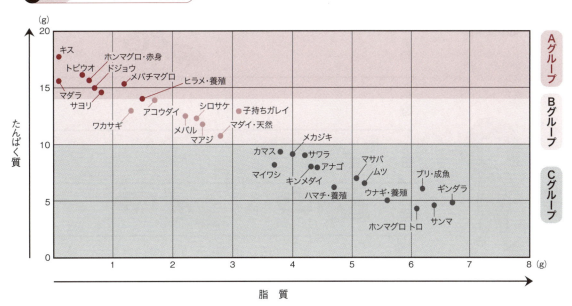

図3-2 ABCグループ分類

よいでしょう。しかし，Cの魚介には，エイコサペンタエン酸（EPA）やドコサヘキサエン酸（DHA）といったn-3系多価不飽和脂肪酸を多く含んでいます。これらの脂肪酸は，血中脂質の低下，血栓症予防，血圧上昇抑制，記憶力向上，加齢黄斑変性症予防などの効果が報告されており，生活習慣病が心配なかたにはお勧めです。魚介，肉を各々1点使った主菜にするとシンプルで簡単なのですが，Cの1点実用値は小さいので，料理の見栄えを考えると2点は食べたいものです。たとえば，昼食にCの魚介を2点使った場合は，夕食の主菜には，肉を利用しないで，脂質含有量の低い豆・豆製品を主菜にするとよいでしょう。

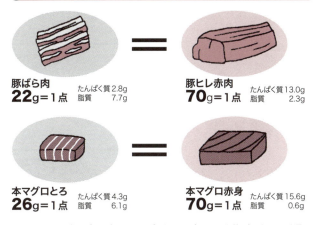

図3-3 1点実用値とたんぱく質，脂質含有量の関係

注）Cグループに属する豚ばら肉や本マグロとろは脂質を多く含むので少量でもエネルギー量が高く，そのため1点（80kcal）あたりの重量は少ない。同じ1点でも食べられる量はこんなに違う。

2 豆・豆製品のとりかたのコツ

豆・豆製品は，主菜はもちろんのこと，副菜や汁物の具としても幅広く使え，価格も手ごろなので，利用しやすい食品です。豆腐は，腹もちのよい食品で，冷奴や煮奴といったシンプルな豆腐料理もよいのですが，たっぷりの野菜を添えたり，野菜あんをかけることでより満足感の得られる主菜になります。昼食で脂っこい料理を食べた場合は，夕食には脂質の少ない豆腐料理がよいでしょう。食物繊維を多く含んでいる大豆は，豆腐に比べると咀嚼回数が多くなるので，満腹中枢を刺激し，食べすぎを防止することができます。五目豆など常備菜として用意しておくと便利です。

第3群 野菜(きのこ, 海藻を含む), 芋, 果物 とりかた

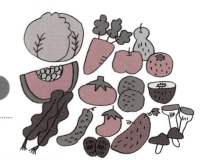

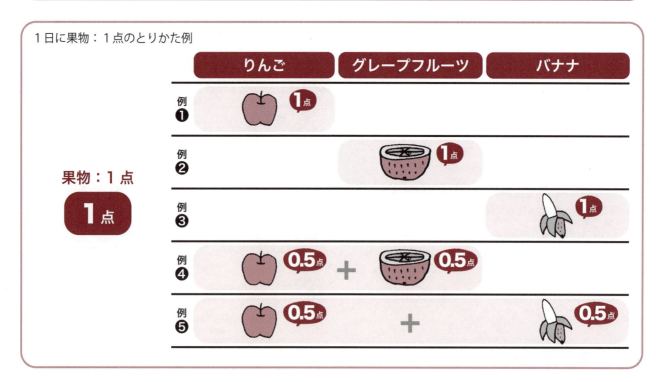

1 | 野菜のとりかたのコツ

1）1日1点をとるには

　野菜の1点は，1日350g以上です。そのうち1/3は緑黄色野菜，2/3は淡色野菜でとります。1食あたりにすると120gの野菜になります。目安としては，1日分，生野菜で両手山盛り1杯，または，加熱野菜（炒め物，お浸し，煮物）で片手山盛り1杯です。加熱野菜は，加熱することでかさが減るのでたくさん食べることができます。しかし，野菜のシャキシャキ感は，生野

菜ならではの感覚ですので,どちらかに偏ることなく,生野菜も加熱野菜も食べるとよいでしょう。1食の中にかならず副菜として1〜2品野菜料理があるとよいでしょう。

朝の忙しいときにお勧めの野菜は,トマト,ブロッコリー,アスパラガスです。野菜をたっぷりとることができる料理は,ラタトゥイユや野菜スープです。汁物は野菜たっぷりの具だくさんにすることによって汁の量を減らすことができ,塩分を控えることにもつながります。

2) きのこ,海藻も忘れずに

四群点数法では,きのこ,海藻は淡色野菜として考えます。これらの食品には,食物繊維が多く含まれています。最近はいろいろな種類のきのこが出回っています。1日に1品とるようにします。

3) 栄養素を効率よくとるには

緑黄色野菜には,β-カロテンや鉄が含まれています。β-カロテンは,油脂に溶ける性質をもった脂溶性ビタミンです。緑黄色野菜を油脂とともにとることによってβ-カロテンの吸収がよくなります。にんじんはきんぴらに,ほうれんそうはソテーに,かぼちゃはサラダにするのもよいでしょう。ただし,油脂は,とりすぎるとエネルギー過剰になり肥満を招きます。1食に使える油脂量の範囲内で料理をします。

緑黄色野菜に含まれる鉄は,非ヘム鉄で赤身の魚,肉に含まれるヘム鉄に比べると吸収率がよくありません。しかし,動物性たんぱく質やビタミンCとともにとることによって吸収率がよくなります。ほうれんそうやにらを,魚や肉といっしょに料理するとよいでしょう。

2 芋のとりかたのコツ

芋には,でんぷんが多く含まれており穀類に近い組成ですが,ビタミンC,カリウム,食物繊維も多く含むことから,野菜,果物と同じ第3群に分類されます。ビタミンCやカリウムは,水に溶ける性質があり,調理による損失が大きい栄養素です。しかし,芋の場合,含まれているでんぷんが調理によるビタミンCやカリウムの損失を抑えます。

芋は,炒め物,揚げ物,煮物,あえ物,菓子と幅広く使える食材です。揚げ物は,切りかたで吸油率が異なるので,吸油率の低い大きめの切りかたにします。あえ物では,ポテトサラダ,なが芋の梅肉あえ,さつま芋のヨーグルトサラダなどもよいでしょう。ポテトサラダは,マヨネーズとプレーンヨーグルトを合わせたソースであえると,じゃが芋にマヨネーズソースがなじみやすく,また,エネルギーのカットにもなります。スイートポテト,さつま芋やなが芋の茶巾絞りなど,芋を使った手作り菓子にも挑戦してみましょう。

3 果物のとりかたのコツ

果物は,ビタミンCの供給源として強い味方ですが,果糖（フルクトース）も多く含む食品です。果糖を過剰摂取すると,中性脂肪の合成がさかんになり,血中中性脂肪値の上昇を招きます。果物は1日1点にします。たっぷり食べないと気がすまないという果物好きのかたは,1点実用値の大きいグレープフルーツやいちご,すいかを選びます。また,めんどうくさいから果物は食べないというかたは,バナナやいちごなど包丁なしで食べられる手間のかからないものを購入するか,食事づくりのさいに食後の果物をカットして用意しておくのもよいでしょう。りんごなどはコンポートにしてヨーグルトをかけてデザートや菓子にもなりますが,ビタミンCは調理損失が大きいので,シンプルにフレッシュな果物を食べるのが一番です。

第4群 穀類，油脂，砂糖，その他 のとりかた

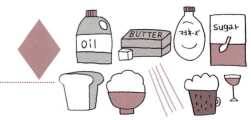

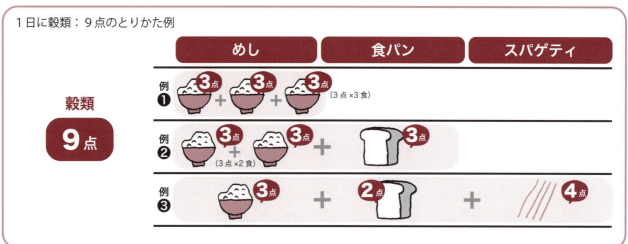

1日に穀類：9点のとりかた例

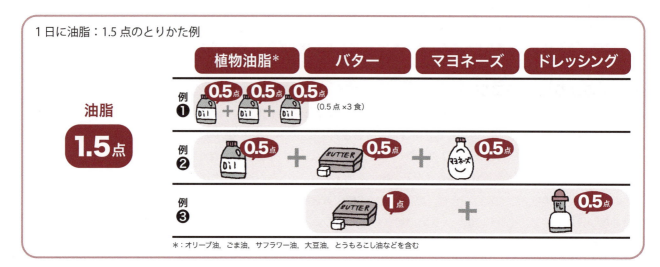

1日に油脂：1.5点のとりかた例

＊：オリーブ油，ごま油，サフラワー油，大豆油，とうもろこし油などを含む

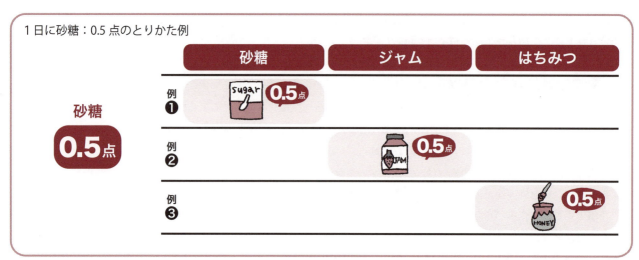

1日に砂糖：0.5点のとりかた例

1 | 穀類のとりかたのコツ

1）穀類は1日9点（1日20点の場合）

「1日9点の穀類を食べるのはむりです」という声をよく聞きます。国民健康・栄養調査の穀類の年次推移をみても年々穀類摂取量が減少しています。穀類は太ると思っているかたが多

く，穀類を減らしたり，全く食べなかったりするようです。減量には，よい減量と悪い減量があります。よい減量とは，体に余った脂肪を燃焼させて脂肪が減少した減量のことで，悪い減量とは，脂肪は燃焼せず，筋肉などの除脂肪体重が減少した減量をいいます。脂肪を燃焼させるためには，まず，炭水化物が燃焼しなければなりません。もし，炭水化物が燃焼しなければ，脂肪が不完全燃焼し，血液を酸性化する物質が生成されたり，体のたんぱく質が分解されてしまいます。よい減量のためには，炭水化物の供給源として穀類をとります。また，穀類に含まれるでんぷんは，体内で消化されるとグルコースになり，エネルギー源として各組織で利用されます。特に，脳のエネルギー源はグルコースのみで，グルコースが脳に供給されなければ脳が働きません。脳の活性化のためにも穀類をしっかり食べましょう。

2）めし，パン，パスタで違いはあるの？

めしは粒食，パンは粉食です。粒食は粉食に比べ，消化・吸収に時間がかかるため血糖値の上昇を抑え，また，インスリン分泌も抑えます。パスタ（スパゲティなど）の材料であるセモリナ粉も血糖値の上昇を抑えます。穀類の胚芽の部分は，ビタミン，ミネラル，食物繊維が豊富なので，胚芽精米，胚芽入りパン，オールブランがよいでしょう。

3）3食の配分は

1日に食べる穀類の点数を3食に配分するには，自分のライフスタイルに合わせて配分します。ただし，食欲がないから，時間がないからといって，朝食に穀類を全く食べないのはよくありません。脳をしっかり働かせるためにも，穀類を朝食で2点はとるようにします。昼食は，1日のうちで最も体を動かしている時間帯なので穀類はしっかりとります。夜は副交感神経が働き，消化・吸収がよくなり太りやすいので，夕食の穀類は軽くします。

4）"目ばかり"のスキルアップ

食物の点数や重量は，何回も計量しているうちに，"目ばかり"できるようになります。つまり，目でみておよそ○点，○gとわかるようになるのです。特にめしは，ふだん使用しているお茶碗に自分が食べる点数分を計量するので，早い段階で"目ばかり"できるようになります。めしが"目ばかり"ができるようになると外食のときに便利です。

2 | 油脂のとりかたのコツ

1）油脂は敵？

最近は，油脂の種類も豊富で，各々，摂取したときに期待できる効果がマスコミで流れていますが，どのような油脂であれ，脂質1gは9kcalと，他の炭水化物やたんぱく質に比べて高エネルギーであることに変わりはありません。体によいからといってたくさんとれば肥満を招きます。また，太ることを恐れ，油脂を全くとらないというかたもいますが，油脂にはよい面もあります。同じエネルギー量をとる場合，炭水化物，たんぱく質に比べ，油脂のほうが少ない量ですむので胃腸に負担がかかりません。成長期の子どもやスポーツでエネルギーを多く摂取しなければならない場合，油脂を適量利用するとよいでしょう。

また，油脂は，胃の消化運動を緩やかにして，食物の胃内滞留時間を長くするので，腹もちがよくなります。必須脂肪酸（体内で合成できない脂肪酸：リノール酸，リノレン酸）や脂溶性ビタミン（ビタミンA，ビタミンD，ビタミンE，ビタミンK）の補給などのメリットがあります。油脂はとりすぎてもとらなさすぎてもよくありません。1日の総エネルギーが20点の人の場合には，1日1.5点（小さじ約3杯）をとるようにします。

2）油脂のじょうずな使いかた

油脂は，かならず計量して使うようにします。少ない油脂をじょうずに使うには，こびりつきにくいフッ素樹脂加工のフライパンを利用するとよいでしょう。また，主菜に油脂を使用したら副菜には使用しない，副菜に油脂を使用したら主菜には使用しないようにしたり，揚げ物

などで油脂をとりすぎたときには，翌日は油脂の使用を控えたりして調整します。

また，揚げ物は，切りかたで吸油量が異なること，野菜は，肉や魚介に比べ吸油量が多いこと，衣によって吸油量が異なり，天ぷら，フライは，素揚げ，唐揚げに比べ吸油量が多いことなども覚えておくとよいでしょう（『調理のためのベーシックデータ』女子栄養大学出版部参照）。チャーハンやパスタは油脂を多く使う料理ですが，具材を油脂で炒め，熱いごはんやパスタを混ぜ合わせて仕上げると少ない油脂でもつくることができます。

3｜砂糖のとりかたのコツ

砂糖0.5点には，コーヒー，紅茶に入れる砂糖だけでなく，煮物などの味つけ用の砂糖，はちみつ，ジャムも含まれます。かならず計量して使うようにします。砂糖の容器に計量スプーンを入れておくと忘れずに計量するようになります。

4｜種実類の扱いは？

アーモンド，くるみ，カシューナッツ，ごまなどの種実類には抗酸化ビタミンであるビタミンEが含まれます。また，ごまにはセサミンやセサミノールといった抗酸化成分も含まれます。しかし，脂質も多くエネルギーの高い食品ですので，注意する点は油脂と同じと考えてください。

5｜調味料の扱いは？

砂糖，油脂（マヨネーズも含む）以外の調味料はエネルギーとしては高くありませんが，しょうゆ，みそなどは塩分を含むので，過剰にとれば血圧の上昇を招きます。各調味料の容器に計量スプーンを入れておいて計量しながら使います。

6｜菓子の扱いは？

菓子は，1日1〜2点に抑えます。甘い菓子ばかりではなく，乳・乳製品，卵，芋，果物も間食にとり入れるとよいでしょう。市販の菓子を食べたいときには，エネルギー表示をみて食べる量を調節します。

7｜飲料（清涼飲料水，アルコール）の扱いは？

飲料を飲む場合，同じエネルギー源である穀類の量を減らせばよいのではと考えがちですが，飲料と穀類では，含まれる栄養素が全く異なります。穀類には，たんぱく質，ビタミンB群，ミネラル，食物繊維が含まれていますが，飲料には含まれていません。そのため，飲料は，「エンプティーカロリー」とよばれています。飲料など，エネルギーだけしかない食品は，穀類とは同じエネルギー源でも栄養的には異なるものという認識をもって，飲むのを控えるようにしましょう。

6 いろいろな食品をはかって，点数を求めてみよう

　四群点数法を実行するには，食品の計量から始めます。日々，食品の重量をはかっているうちに，食品の概量から重量に換算するスキルも身につきます。食品の重量をはかることは，献立をつくるのにも，食事調製をするのにもたいせつです。食品の重量がわかることは，栄養学実践の基礎となりますので，機会あるごとにはかってみましょう。

重量とは？

　重量とは，食べられない部分を含んだ食品丸ごとの重さのことです。つまり，果物なら皮，種，しんなどを含んだ重さ，魚なら皮，骨，内臓などを含んだ重さをいいます。

廃棄重量とは？

　廃棄重量とは，食べられない部分，廃棄する部分の重さのことです。つまり，果物なら皮，種，しんなどの重さ，魚なら皮，骨，内臓などの重さをいいます。

廃棄率とは？
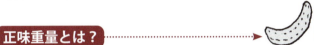

$$廃棄率(\%) = \frac{廃棄重量}{重量} \times 100$$

　廃棄率とは，重量に対する廃棄重量の割合です。

正味重量とは？

正味重量＝重量－廃棄重量

　正味重量とは，食べられる食品の重さのことです。食品成分表でいう**可食部**と同じ意味です。つまり，果物なら皮，種，しんを除いた重さ，魚なら皮，骨，内臓を除いた重さのことです。この正味重量を用いて，食品の点数，食事記録や献立の点数計算，栄養価計算を行います。正味重量は，はかりや計量カップ・スプーン，食品の包装容器の重量表示を利用して求めます。

正味重量の求めかた

1）はかりを使って

　はかりには，上皿自動ばかり，デジタルばかりがあります。

（1）廃棄のある食品の場合（果物，魚等）　　　**（2）廃棄のない食品の場合（ごはん，パン，牛乳等）**

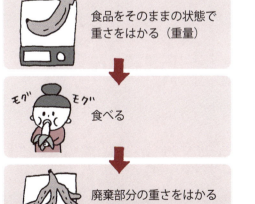
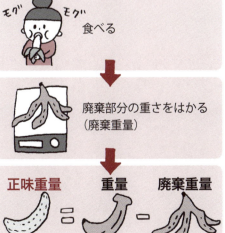
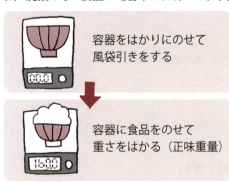

2）計量カップ・スプーンを使って

　計量カップ・スプーンは使いかたによって重量に違いがでます。正しい方法で正確に計量できるようにしましょう。通常，計量カップは200mL，大さじ15mL，小さじ5mLのものが一般的です。また，1合用の計量カップは180mLです。

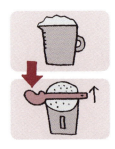

(1) 粉類（小麦粉，砂糖など）

❶カップ1杯，スプーン1杯をはかる場合

1．計る粉類にかたまりがあればつぶし，ふるいにかけてふんわりした状態にする。
2．カップ，またはスプーンを傾けて軽くすくう。
3．すり切り用へらを直角より少し傾けてすり切る。

注：カップやスプーンの底をたたいたり，押し込んだりしないようにする。

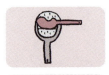

❷スプーン½杯をはかる場合

1．スプーン1杯をはかる。
2．すり切り用へらの曲線の部分を真ん中に直角に立てて先を払う。

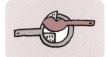

❸スプーン¼杯をはかる場合

1．スプーン½杯の状態から，さらにその半分を同じようにして先を払う。

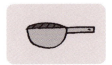

(2) 植物油，しょうゆなどの液状のもの

　表面張力で液体が盛り上がるくらいに，内径を満たすようにはかる。

(3) みそ

　空間ができないようにへらで詰め込み盛り上げる。へらの柄の部分できれいに払う。

(4) あずきなどの粒状のもの

　いっぱいにすくってから底の部分を軽くたたき，へらですり切る。

3）重量表示を使って

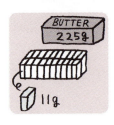

(1) バターの場合

　バターの箱には重量225gと表示したものがあります。これを20等分すると1切れは約11g＝1点分になります。購入時に20等分して冷蔵保存すると料理のさい便利です。

(2) 缶詰の場合

　トマト缶など缶詰には，重量と固形量が表示されています。この重量とは固形量と汁量を合わせた量です。

(3) めん類

　パスタやそうめん，ひやむぎなどは50g，100gと束になって販売されているものを購入すると便利です。

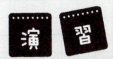

いろいろな食品をはかって点数を求めよう！

日々，食べている食品の概量（1個，1杯，1枚等），重量，点数がわかっていると，食事記録や献立作成のさいに点数計算がしやすく，およそのエネルギー摂取量や栄養バランスも把握でき，日々の健康管理に役立てることができます。

なるべく多くの食品の重量をはかってみましょう。はかる前に重量を予測してから，クイズ感覚ではかってみるとおもしろくなります。

（1）記録用紙 No.1 に記入してみよう

以下の順番で記入していきましょう。

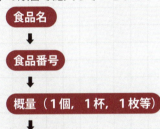

食品名 → 食品番号 → 概量（1個，1杯，1枚等）→ 重量（g）→ 廃棄重量（g）

正味重量（g）＝重量−廃棄重量

廃棄率（％）＝廃棄重量／重量×100 ……小数第1位を四捨五入

点数（点）＝正味重量／1点実用値* ……小数第2位を四捨五入し小数第1位まで

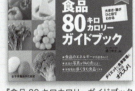

『食品80キロカロリーガイドブック』

＊1点実用値とは食品1点あたりの重さのこと。1点実用値は『食品80キロカロリーガイドブック』参照。

（2）この食品はかならずはかろう

- 普通牛乳：1杯
- 全卵：1個
- 若鶏肉もも・皮なし：1枚
- あじ：1尾
- さけ：1切
- ウインナーソーセージ：1本
- 木綿豆腐：1丁
- 油揚げ：1枚
- きゅうり：1本
- たまねぎ：1個
- トマト：1個
- にんじん：1本
- 板こんにゃく：1枚
- じゃが芋：1個
- りんご：1個
- バナナ：1本
- ごはん：1膳
- ロールパン：1個
- かたくり粉：大さじ1
- ジャム：大さじ1
- せんべい：1枚
- みそ：大さじ1

（3）こんな食品もはかってみよう

- プロセスチーズ
- プレーンヨーグルト
- エビ
- ちくわ
- 若鶏肉ささ身
- 鶏ひき肉
- 豚もも
- 豚ひき肉
- ハム
- 納豆
- 生揚げ
- キャベツ
- ピーマン
- さつま芋
- キウイフルーツ
- グレープフルーツ
- 食パン
- スパゲティ
- うどん
- サラダ油
- オリーブ油
- チョコレート
- アイスクリーム
- ジュース
- 既製品のハンバーグ
- コロッケ

（4）いろいろなパターンではかってみよう

1）調理法をかえて

同じ食品を生のときの重量と調理後の重量をはかります。備考欄に調理方法を記入します。

例：魚の「**生**」と「**焼**」
　　ほうれんそうの「**生**」と「**ゆで**」

2）メーカーをかえて

同じ食品でもメーカーによって重量は異なります。異なるメーカーのものをはかるのもおもしろいでしょう。備考欄に会社名，商品名を記入します。

はかった食品が『80キロカロリー成分表』の中のどの食品にあたるの？

特に肉類は，たとえば同じ牛でも種類がたくさんあって，どれを選んでよいのか迷うかもしれません。種類の区別は『食品成分表』と同じです。57ページを参照しましょう。

1点実用値は小さいほど，エネルギーは大きい？

和菓子と洋菓子の1点実用値を比較してみましょう。

水ようかんは，1点実用値が50g，水ようかん1個では，約2点です。しかし，いちごのショートケーキは，1点実用値が25g，いちごのショートケーキ1個では，約4点です。1点実用値で比較すると，洋菓子のほうが和菓子に比べ，1点実用値は小さい値ですが，洋菓子は，砂糖だけでなく，バター，生クリームなどの油脂を多く使用しているため，1個のエネルギー量となると大きい値になります。

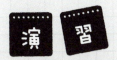

食品群別エネルギー及び栄養素の食事摂取基準値に対する摂取割合グラフの作成

四群点数法の「3・3・3・11*」で食べることによって、エネルギーや栄養素を十分、かつ、バランスよく摂取できることを学びましょう。 *第1群：3点、第2群：3点、第3群：3点、第4群：11点の意味

（1）目的

18～29歳女性・身体活動レベル低いの基本的配点「3・3・3・11」で食べたときのエネルギーや各栄養素の摂取量が、18～29歳女性・身体活動レベル低いの食事摂取基準に対して不足のリスクが少ないことを確認し、四群点数法が、健康の維持・増進のために有効な食事法であることを学びます。また、エネルギーや各栄養素の摂取にどの食品がどの程度寄与しているのかを視覚的に学びます。

（2）グラフ作成の手順

Step 1　食事摂取基準に対する摂取割合の算出

表3-1（34ページ）は、「3・3・3・11」で食べたときの、各食品から摂取するエネルギー量、及び、各栄養素量を示したものです。表3-1より、各食品の**エネルギー量、各栄養素量**が**18～29歳女性・身体活動レベル低いの食事摂取基準値**に対して何％の摂取割合になるかを求めます。下記の計算例を参考に摂取割合を算出します。数値は、四捨五入により整数にし、表3-3に記入します。

表3-3　エネルギー及び栄養素の食事摂取基準値に対する摂取割合（計算値%）

	乳・乳製品	卵	魚介	肉	豆・豆製品	緑黄色野菜	淡色野菜	芋	果物	穀類	油脂	砂糖	合計
エネルギー													
たんぱく質													
脂質													
カルシウム													
鉄													
ビタミンA													
ビタミンB₁													
ビタミンB₂													
ビタミンC													

（1）求める項目

エネルギー、たんぱく質、脂質、カルシウム、鉄、ビタミンA（レチノール当量）、
ビタミンB₁、ビタミンB₂、ビタミンC

（2）18～29歳女性・身体活動レベル低いの食事摂取基準値は以下の数値を用います。

- エネルギー：1700kcal
- たんぱく質（推奨量）：50g
- 脂質（目標量）：25%→ **47.2g**
- カルシウム（推奨量）：**650mg**
- 鉄（月経のある女性の推奨量）：**10.0mg**
- ビタミンA（推奨量）：650μg
- ビタミンB₁（推奨量）：**0.7mg** ← 0.42mg/1000kcal より
- ビタミンB₂（推奨量）：**1.0mg** ← 0.60mg/1000kcal より
- ビタミンC（推奨量）：**100mg**

例

エネルギー	表3-1より	食事摂取基準より	摂取割合(%)
乳・乳製品	166/	1700 × 100 =	**10%**
卵	78 /	1700 × 100 =	**5%**
魚介	70 /	1700 × 100 =	**4%**

たんぱく質	表3-1より	食事摂取基準より	摂取割合(%)
乳・乳製品	10.0 /	50 × 100 =	**20%**
卵	6.2 /	50 × 100 =	**12%**
魚介	8.3 /	50 × 100 =	**17%**

Step 2 グラフの作成

❶ Step1 で求めた値を**表 3-3** に書き入れましょう。

	乳・乳製品	卵	魚介	肉	豆・豆製品	緑黄色野菜	淡色野菜	芋	果物	穀類	油脂	砂糖	合計
エネルギー	10	5	4	6	5	2	4	4	5	42	6	2	95
たんぱく質	20	12	17	17	13	3	5	2	1	31	0	0	121
脂質	20	11	6	13	10	0	0	0	1	10	24	0	95
カルシウム	52	4	4	0	11	8	10	2	2	5	0	0	98
鉄	1	8	5	4	14	11	10	5	3	19	0	0	80
ビタミン A	16	18	2	5	0	43	4	0	4	0	1	0	93
ビタミン B₁	12	4	7	27	10	11	16	11	8	40	0	0	146
ビタミン B₂	33	17	7	7	5	9	10	2	3	8	0	0	101
ビタミン C	2	0	1	3	0	44	34	23	40	0	0	0	147

❷ 栄養素別に 0% を始点にして，乳・乳製品，卵，魚介，……の順に記入します。

❸ 各食品が占める部分を下記の食品ごとの色でぬります。

　乳・乳製品……青色，卵……水色

　魚介・肉……赤色（魚介と肉の間に線を引く），豆・豆製品……桃色

　緑黄色野菜……緑色，淡色野菜……紫色，芋……橙色，果物……黄緑色

　穀類……黄色，油脂……黒色，砂糖……白色

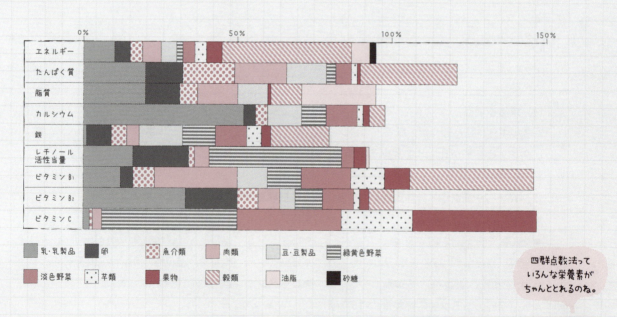

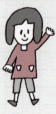

四群点数法っていろんな栄養素がちゃんととれるのね。

牛乳からカルシウムがこんなにとれるのね！

第4章

自分しらべをしよう

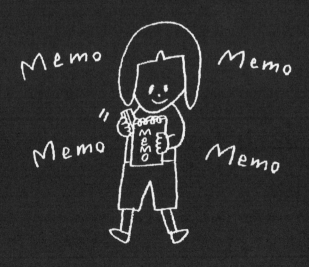

食事調査方法のいろいろ

ここでは食生活の現状を知ることのたいせつさと，そのためのいろいろな食事調査方法とその特徴について学びましょう。

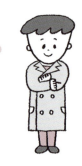

1 食生活を知ることはなぜたいせつ？

　私たちの食生活は，とても多様になっており，人によってさまざまです。また，同じ人でも，昨日と今日では食べたものが違うように，日によっても異なります。そこで，個々人の食生活をよい内容に変えていくためには，現在どのような食事をしているかを把握することが必要となります。食事を把握するさい，アンケートで聞き取るのか，相手の人に食事記録をつけてもらうのか，あるいは，食べたものと同じものをもってきてもらうのか，その手法はさまざまです。

　たとえば，肥満の人の場合には，自分の食べた量を少なく申告（過少申告）する傾向があることは知られています。その場合には，過少申告をしにくい食事調査方法を選ばなければなりません。また，得たい情報としては，エネルギーや栄養素摂取量はもちろんのこと，それだけではなく，エネルギー量の高い食品や甘い食品を好んで食べる傾向はないか，外食が多いのではないか，欠食や夜遅い食事をとっていないかなども必要となります。このように，目的や対象，方法等に応じて，適切な食事調査方法の選択が必要となります。

2 食事調査方法のいろいろ

　食事の調査法にはどのようなものがあるでしょう。大きく分けて，現在の食事を調べる方法と過去の食事を調べる方法があります（表4-1）。

　現在の食事を調べる方法でよく使われるのが食事記録法です。食べる前にはかりではかって記録するものを，「秤量法」，目安量を記録するのを「目安量法」といいます。食べたものと同じものを同量買い上げて化学分析を行うのが，「陰膳法」です。また，過去の食事を調べる方法には，前日の食事内容を思い出してもらう「24時間思い出し法」，1か月などのある期間に食べた頻度を調べる「食物摂取頻度調査票法」，尿や血液などから調べる「生体指標を用いた調査方法」があります。それぞれの調査法の特徴と目的に合わせて使います。

3 正確な食事記録をとるために

　食事調査法により多少の違いはありますが，どれをとっても時間や労力がかかりますから，記録をとる人にとってはたいへんなことです。他人の食事について食事調査をする場合には，まずはなぜ食事を調べるのか理解してもらい，こちらもそのたいへんさを理解していることを伝え，信頼関係を築くことから始まります。そしてふだんどおりの食事をしてもらうことが，正確な評価につながっていきます。

　また，調査する人は，聞きとりにより得た食品の概量や使用量の情報から，食品の重量を推定できる力を養うことがたいせつです。携帯できるはかりを持ち歩き，食品をはかる習慣を身につけましょう。

表 4-1 食事調査法のまとめ

方法	現在の食事		過去の食事		
	食事記録法	陰膳法	24 時間思い出し法	食物摂取頻度調査票法	生体指標
概要	摂取した食物を，調査対象者が自分で調査票に記入する。重量を測定する場合（秤量法）と，目安量を記入する場合（目安量法）がある。食品成分表を用いて，栄養素摂取量を計算する。最近では，食事をデジタルカメラで撮影し，記録する方法も開発されている。	摂取した食物の実物と同じものを，同量集める。食物試料を化学分析して，栄養素摂取量を計算する。	前日の食事，または調査時点からさかのぼって 24 時間分の食物摂取を，調査員が対象者に問診する。フードモデルや写真を使って，目安量をたずねる。食品成分表を用いて，栄養素摂取量を計算する。	数十・百数十項目の食品の摂取頻度と 1 回あたりの食品のポーションサイズを，調査票を用いてたずねる。その回答をもとに，食品成分表を用いて栄養素摂取量を計算する。	血液・尿・毛髪・皮下脂肪などの生体試料を採取して，化学分析する。たとえば，尿中ナトリウム排泄量は食塩摂取量を，血中の EPA，DHA は魚介類摂取量を反映する。
長所	対象者の記憶に依存しない。他の調査票の精度を評価するさいの，ゴールドスタンダードとして使われることが多い。	対象者の記憶に依存しない。食品成分表の精度に依存しない。	対象者の負担は，比較的小さい。比較的高い参加率を得られる。	簡便に調査を行える。	対象者の記憶に依存しない。食品成分表の精度に依存しない。
短所	対象者の負担が大きい。調査期間中の食事が，通常と異なる可能性がある。コーディングに手間がかかる。食品成分表の精度に依存する。	対象者の負担が大きい。調査期間中の食事が，通常と異なる可能性がある。実際に摂取した食品のサンプルを，全部集められない可能性がある。試料の分析に，手間と費用がかかる。	熟練した調査員が必要。対象者の記憶に依存する。コーディングに手間がかかる。食品成分表の精度に依存する。	対象者の記憶に依存する。食品成分表の精度に依存する。調査票の精度を評価するための，妥当性研究を行う必要がある。	試料の分析に，手間と費用がかかる。試料採取時の条件（空腹か否かなど）の影響を受ける場合がある。摂取量以外の要因（代謝・吸収，喫煙・飲酒など）の影響を受ける場合がある。
長期間の平均的な摂取量を個人レベルで評価できるか	多くの栄養素では，長期間の調査を行わないと不可能。	多くの栄養素では，長期間の調査を行わないと不可能。	多くの栄養素では，長期間の調査を行わないと不可能。	可能。	栄養素や生体指標として用いるサンプルの種類により異なる。たとえば，同じ血液でも，血しょうは短期の，赤血球は長期の食習慣を示すことが多い。

出所：坪野吉孝・久道茂著『栄養疫学』p.58-59，南江堂，2001 より作表

デジタル画像を併用した食事記録法

　日々の食事をスマートフォンで撮影し，デジタル画像を SNS に投稿する人が増えています。現在，そのような便利なアイテムを活用した食事記録法が開発されつつあります。食事を写真に撮ることで，瞬時に食品の種類や量の目安量を記録することができます。また，使っている食器や盛りつけ方など，食事環境まで記録にとどめることが可能になるのもこの方法のメリットです。

　デジタル画像を食事調査として活用する場合，食事の撮影時に下記の点に留意する必要があります。

1．料理の大きさが把握できるように，ものさしとなるものをいっしょに撮影する（目盛り入りのランチョンマット，定規など）。
2．写真は 2 種類の角度から撮影する。
　①料理の真上から撮影：食材の大きさがわかりやすい
　②料理に対して斜め上から撮影：器の深さがわかりやすい

　ものさし代わりとなるランチョンマットは，巻末の「食事の記録用紙」（161 ページ）に掲載しました。A 3 に拡大コピーをすることで，2 cm四方の四角をものさしとして利用することができます。

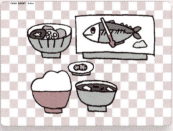

食品成分表の使いかた

食事記録から自分の食生活を見直し，改善点をみつけていくためには，自分の食事を評価することがたいせつです。食事評価をするためには，記録した食事から栄養価計算をして，栄養バランスを評価していきます。そこで，栄養価計算に欠かせないのが，食品成分表です。食事記録から栄養価計算をしてエネルギーや栄養素がどのくらい摂取できているのかを求めていきます。ここでは，食品成分表のみかた，使いかたを学びましょう。

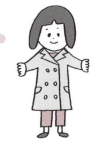

1 食品成分表とは

食品成分表が初めて公表されたのは1950（昭和25）年です。現在公表している食品成分表は4つあります。「日本食品標準成分表2020年版（八訂）」（2020年），「日本食品標準成分表2020年版（八訂）脂肪酸成分表編」（2020年），「日本食品標準成分表2020年版（八訂）アミノ酸成分表編」（2020年），「日本食品標準成分表2020年版（八訂）炭水化物成分表編」（2020年）です。使用頻度の高い「日本食品標準成分表2020年版（八訂）」は2478の食品を収載し，成分項目数も54項目になりました。その後，2023年4月に「日本食品標準成分表（八訂）増補2023年」が公表され，収載食品数は2538になりました。

食品成分表はわが国の食生活を支える基本的な資料で，特定給食施設の栄養管理，栄養指導，疾病患者についての食事設計，一般家庭の日常献立などの国民生活に直接関わる分野，学校での栄養教育などの教育・研究分野，食事摂取基準の策定，食料需給表の作成，国民健康・栄養調査の実施など行政分野に広く活用され，重要な基礎資料となっています。

このような意義をもつ食品成分表は，文部科学省で作成・整備が行われており，組織としては科学技術・学術審議会のもとに設置されている資源調査分科会が責任をもっています。

2 現在使用している食品成分表は？

「日本食品標準成分表（八訂）増補2023」の収載食品は「穀類」などの18食品群，2538食品となっており（表4-2）*，1食品1標準成分値を収載しています。ただし，標準成分値とは，国内で年間を通じて普通に摂取する場合の全国的な平均値を表しますので，決して目の前の食品を正しく表しているわけではありません。

数値の表示方法は，可食部（魚の骨，野菜の皮や根，しんなど廃棄する部位を除いた部分，45ページ参照）100gあたりの数値です。飲料，調味料などの液体は，たとえば牛乳100gは96.9mLまたは100mLは約103gです。そこで，100gに対するmL量（容量）及び100mLに対するg（重量）をそれぞれ備考欄に示してあります。

成分項目は，エネルギー，たんぱく質などの一般成分，カルシウムなどのミネラル（無機質），ビタミンAなどのビタミン類，脂肪酸，コレステロール，食物繊維，食塩相当量について収載しています（表4-3）。

表4-2 食品群別収載食品数

	食品群	食品数		食品群	食品数
1	穀類	208	10	魚介類	471
2	いも及びでん粉類	70	11	肉類	317
3	砂糖及び甘味類	31	12	卵類	23
4	豆類	113	13	乳類	59
5	種実類	46	14	油脂類	34
6	野菜類	413	15	菓子類	187
7	果実類	185	16	し好飲料類	64
8	きのこ類	56	17	調味料及び香辛料類	148
9	藻類	58	18	調理済み流通食品類	55

合計 2538

表4-3 食品成分表に収載されている項目

エネルギー（kcal, kJ）	エネルギー
一般成分（g）	水分，たんぱく質，脂質，炭水化物，有機酸，灰分
ミネラル（無機質）（mgまたはμg）	ナトリウム，カリウム，カルシウム，マグネシウム，リン，鉄，亜鉛，銅，マンガン，ヨウ素，セレン，クロム，モリブデン
ビタミン（mgまたはμg）	脂溶性ビタミン：ビタミンA（6種），ビタミンD，ビタミンE（4種），ビタミンK 水溶性ビタミン：ビタミンB_1，ビタミンB_2，ナイアシン，ナイアシン当量，ビタミンB_6，ビタミンB_{12}，葉酸，パントテン酸，ビオチン，ビタミンC
アルコール（g）	アルコール
食塩相当量（g）	ナトリウム量（g）に2.54を乗じたもの

※上記成分のほか，通常の食習慣で廃棄される部分について，食品全体（または購入形態）の重量に対する割合（廃棄率）と廃棄する部分がそれぞれ記載されています。
脂肪酸のうち，飽和・不飽和脂肪酸については，脂肪酸成分表（2020年版）に記載されています。

3 食品成分表の使い方

1 「日本標準食品成分表2020年版（八訂）」の特徴

エネルギー計算の取り扱いは，従来の2015年版（七訂）から大きく見直されました。

たんぱく質

「食品成分表2020年版（八訂）」のエネルギー量の計算では，基礎窒素量から計算した「たんぱく質」ではなく，構成するアミノ酸の成分値から算出した「アミノ酸組成によるたんぱく質」を用いています。それは，「アミノ酸組成によるたんぱく質」が実際の摂取量に近い値だからです。そこで「食品成分表2020（八訂）」のエネルギーを使用する場合は「アミノ酸組成によるたんぱく質」の値を使うことで真のエネルギー量に近づけることができます。

脂質

「食品成分表2020年版（八訂）」のエネルギー量の計算では，全体量を分析で求めた「脂質」ではなく構成する脂肪酸の成分値から算出した「脂肪酸のトリアセルグリセロール当量」を用いています。それは「脂肪酸のトリアセルグリセロール当量」が実際の摂取量に近い値だからです。そこで「食品成分表2020年版（八訂）」のエネルギーを使用する場合は「脂肪酸のトリアセルグリセロール当量」の値を使うことで真のエネルギー量に近づけることができます。

炭水化物

従来の炭水化物の値は食品100g当たりから水分とたんぱく質，脂質，灰分等の値を差し引いて算出しています。この方法は簡便なため諸外国でも広く使われていますが，各成分の分析誤差がすべて炭水化物にしわ寄せされるという課題がありました。そのため，「食品成分表2020年版（八訂）」では，「利用可能炭水化物（単糖当量）」，「利用可能炭水化物（質量計）」，「差し引き法による利用可能炭水化物」の3種の利用可能炭水化物を掲載しています。

「利用可能炭水化物（単糖当量）」は，でんぷん，ブドウ糖，果糖，ガラクトース，ショ糖，麦芽糖，乳糖，トレハロース等を分析または推計して単糖に換算した値です。「食品成分表2020年版（八訂）」の利用可能炭水化物由来のエネルギーは，原則としてこの成分値（g）にエネルギー換算係数3.75kcal/gを乗じて算出しています。

「利用可能炭水化物（質量計）」はでんぷん，ブドウ糖，果糖，ガラクトース，ショ糖，麦芽糖，乳糖，トレハロース等のそれぞれの質量を合計した値です。これは，利用可能炭水化物の摂取量の算出に用いる値です。

「差し引き法による利用可能炭水化物」は，食品100gから水分，アミノ酸組成によるたんぱく質，脂質のトリアシルグリセロール当量として表した脂質，食物繊維総量，有機酸，灰分，アルコール等の合計（g）を差し引いて算出した値です。利用可能炭水化物（単糖当量）と利

用可能炭水化物（質量計）の収載値がない食品及び水分を除く一般成分等の合計値が乾物量に対して一定の範囲にない食品について，差し引き法による利用可能炭水化物の値をエネルギー計算に使っています。

<small>（注）実践栄養学の授業では，日本食品標準成分表（八訂）増補2023年準拠『八訂食品成分表』（年度版，女子栄養大学出版部）を用います。たんぱく質は「アミノ酸組成によるたんぱく質」，脂質は「脂肪酸のトリアシルグリセロール当量」，炭水化物は「利用可能炭水化物」の列を使い計算します。本成分表の「利用可能炭水化物」の値は，エネルギー算出に「利用可能炭水化物（単糖当量）」を用いたものは「利用可能炭水化物（質量計）」，「差引き法による利用可能炭水化物」を用いたものは「差引き法による利用可能炭水化物」の数値です。</small>

4 食品成分表を利用するうえでの注意点

1 ｜「0」と「(0)」「Tr」,「－」の違い —— 0はかならずしも0ではありません

「0」は食品成分表の最小記載量*の1/10（ヨウ素，セレン，クロム及びモリブデンは3/10，ビオチンは4/10）未満，または検出されなかったことを示します。「(0)」は未測定であるが，文献等により含まれていないと推定されたもの。「Tr」（トレース＝微量）は，最小記載量の1/10以上含まれているが5/10未満であるもの。ただし，食塩相当量の0は，算出値が最小記載量（0.1g）の5/10未満であることを示します。「－」は分析をしていない未測定のもの。今後，新たに分析が行われた場合，数値が入る可能性があります。これらは，計算には含めません。

<small>＊最小記載量：食品成分表の成分項目によって，数値の最小表示の位が異なります。</small>

2 ｜調理条件「ゆで」と「水煮」の違い

「ゆで」は，調理の下処理として行い，ゆで汁は廃棄します。ざるにとって水けをきる，または水にさらして絞るなどの処理も含まれています。

一方，「水煮」は，煮汁に調味料を加え，煮汁も料理の一部とする調理のことです。ただし，食品成分表の分析にあたっては，水煮の煮汁には調味料を加えず，煮汁は廃棄しています。

3　生の成分値と調理後の成分値の数値の違い

調理にさいしては，水さらしや加熱により食品中の成分が溶け出したり，変化したりします。また調理に用いる水や油が吸着することによって，食品の重量が増減しますので，生と調理後とで100gあたりの量（かさ）が変化します。調理後の成分値は，原則として調理による成分変化率を求めて，これを調理前の成分値に乗じて算出します。

4　ビタミンAはレチノール活性当量で計算

ビタミンAの摂取量を求めたいときには，レチノール活性当量の欄の数値を用います。レチノールはビタミンAの化学名です。レチノール＝ビタミンAと考えてよいことになります。また，レチノール活性当量とは，"レチノールに換算して"という意味になります。

レチノール活性当量を使用する理由としては，ビタミンAはβ-カロテンやα-カロテン，β-クリプトキサンチンなどのカロテノイド色素から体内でつくられるからです。その変換率はそれぞれ異なり，β-カロテンでは12μg摂取することで1μgのビタミンAと同じ効力が，α-カロテン，β-クリプトキサンチンでは24μg摂取することで1μgのビタミンAと同じ効力を得ることができます。したがって，レチノール活性当量は次の式で計算されています。

レチノール活性当量（μgRAE）＝レチノール（μg）＋½ β-カロテン当量（μg）※

<small>※β-カロテン当量（μg）＝β-カロテン（μg）＋1/2 α-カロテン（μg）＋1/2 β-クリプトキサンチン（μg）</small>

5 ビタミンEはα-トコフェロールで計算

　食品成分表には，α-，β-，γ-及びδ-トコフェロールが収載されていますが，ビタミンEを計算するときには，α-トコフェロールの値で計算します。体内で，ビタミンEとしての作用が認められているのはα-トコフェロールだけであり，β-，γ-及びδ-トコフェロールについてはその効果ははっきり確認されていないからです。

6 肉の部位はどこを選ぶ？

　肉の種類や部位にもよりますが，牛や豚の多くで「脂身つき」「皮下脂肪なし」「赤肉」「脂身」の成分値が掲載されています。

　「脂身つき」は皮下脂肪も筋間脂肪もついた肉，「皮下脂肪なし」は皮下脂肪を除き，筋間脂肪は含む肉，「赤肉」は皮下脂肪も筋間脂肪も除いた肉のことです。なお，皮下脂肪とは肉の外側についている厚みのある脂肪のことで，筋間脂肪とは赤身肉の間にある脂肪のことです。普通調理で除くのは「皮下脂肪」なので，脂身を除いた肉のときは「皮下脂肪なし」の成分値を用います。私たちの食生活の中で通常「赤肉」だけを食べることはないので，栄養価計算でこの成分値は用いません。

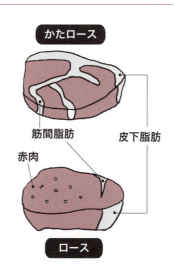

ぶた【大型種肉】

かた	脂身つき、生
	皮下脂肪なし、生
	赤肉、生
	脂身、生
かたロース	脂身つき、生
	皮下脂肪なし、生
	赤肉、生
	脂身、生
ロース	脂身つき、生
	脂身つき、ゆで
	脂身つき、焼き
	脂身つき、とんかつ
	皮下脂肪なし、生
	赤肉、生
	脂身、生

7 豚は大型？　中型？　牛はどの種類を選ぶ？

　食品成分表では，牛肉は「和牛肉」「乳用肥育牛肉」「交雑牛肉」「輸入牛肉」などが掲載されています。和牛肉は黒毛和種や銘柄牛の肉，輸入牛肉はアメリカやオーストラリアから輸入された牛肉を指します。乳用肥育牛肉は乳用牛の肉を指しますが，"国産牛"という表示で市販されていることが多いようです。銘柄表示のない"国産牛"の肉は「乳用肥育牛肉」の可能性が高く，その値を計算に用いるのが妥当でしょう。

　豚肉は，種類別に「中型種肉」「大型種肉」があります。「中型種肉」は黒豚，「大型種肉」は黒豚以外の一般に流通している豚肉です。したがって，栄養価計算のとき，一般的には「大型種肉」を選びます。

　鶏肉は，種類別に「親肉」「若どり肉」があり，部位ごとには「皮つき」「皮なし」があります。「親肉」は産卵率の低下した採卵鶏の肉で，私たちが一般的に購入する鶏肉は「若どり肉」です。皮がついた状態で計量すれば「皮つき」，皮をとって計量すれば「皮なし」になります。

表4-4 「食品成分表」でどの種類を選ぶ？

表示	「食品成分表」での部位
ロース	➡ リブロース
小間切れ	➡ かた
ステーキ用	➡ リブロースまたはもも
カレー用シチュー用	➡ かた

	表示ほか	「食品成分表」での食品名
牛肉	黒毛和牛や銘柄牛など	➡ うし（和牛肉）
	国産牛	➡ うし（乳用肥育牛肉）
	アメリカ産牛肉	➡ うし（輸入牛肉）
	オーストラリア産牛肉	➡ うし（輸入牛肉）
豚肉	一般に流通している豚肉	➡ ぶた（大型種肉）
	黒豚	➡ ぶた（中型種肉）
鶏肉	ブロイラーなど一般に流通している鶏肉	➡ にわとり（若どり肉）※若どり肉のほかに「親肉」が収載されている。これは，産卵率の低下した採卵鶏の肉を指す。

自分の食事記録をつけてみよう

ここでは，ふだんの自分の食事を実際に記録してみます。それをもとに栄養価計算を行い，食事内容を分析します。

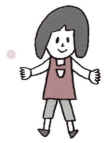

1 はじめに自分を知ることのたいせつさ

本書を読むかたの中には，将来，医療系の仕事に携わり，人の健康を守るための仕事をするかたもいらっしゃることでしょう。あるいは，家族の健康を守りたいから，正しい食事を知りたいと思っているかたもいらっしゃるでしょう。

いずれにしても，他の人に食事指導をする場合には，まずは，自分自身がバランスのよい食事を実践することがたいせつになります。いくら，食事指導をしたとしても，本人の食生活が乱れているようでは説得力がありません。また，自分自身で実践をしていれば，他の人の食生活についても改善策を考え，適切な指導をしていくことができるようになります。そして，食事調査をするときに正確に記録するためのポイントを知ることや，なにより相手のたいへんさを理解することにもつながります。

そこで，まずは自分しらべにチャレンジしてください。

2 自分しらべのフローチャート（食事記録法）

自分しらべは，ふだんの食事や間食など飲食したすべてのものを記録することから始めます。手順をフローチャートに示しました。

Step 1　食事記録（記録用紙 No.2）
- 食事や間食をふだんどおりに食べる
- ふだんの3日間を記録
- 料理名，食品材料名，概量を記入し，重量をはかりではかって記録
- サプリメント，栄養補助食品，水，薬など飲食したすべてを記録

Step 2　栄養価計算（記録用紙 No.3）
- 食事記録からエネルギー，栄養素量を計算
- 「日本食品標準成分表（八訂）増補2023年」を使用し，電卓を使用
- 朝食・昼食・夕食・間食の小計，1日の合計を算出
- 調味料や油の記録もれがないか確認して計算

Step 3　集計（記録用紙 No.4，No.5）
- 食事記録（No.2）から，4つの食品群分類に基づき日別に集計
- 栄養価計算（No.3）から，エネルギー及び栄養素量を日別に集計
- たんぱく質は動物性と植物性に分けて集計
- 年齢，身長，体重，身体活動レベルなどを記入

Step 4　基準値との比較（記録用紙 No.6）
- 食事摂取基準による評価
- 四群点数法による食品摂取量の評価
- エネルギー及び栄養素摂取量の内訳による評価
- エネルギー比率等の指標による評価

Step 5　指導票の作成（記録用紙 No.7）
- 食事摂取基準との比較
- 四群点数法の食品群別摂取量との比較
- PFC比率
- アドバイスを書く

③ 食事記録法を行うためにあらかじめ知っておくこと

Q1. 必要な調査日数は？
A. ふだんの食事をとらえるためには，1日だけではその日ごとの食事内容の違いの影響を受けやすくなりますので，かならず複数日の調査を行います。

Q2. いつを調査日にするといいの？日曜日はどうするの？
A. 日常の食生活をとらえるためのものですから，できるだけ平日にします。2日間の場合は連続しない日にします。しかし調査日数が多い場合は，休日を含んだ日常の食生活をとらえることもできます（調理実習のある日は除く）。

Q3. たまたま調査日に体調がすぐれなかった。そんなときどうしたらよいでしょうか？
A. 日常とは異なりますが，体調も記録して食事を記録します。

Q4. 日付が変わってから夜食を食べました。これも入れるべきですか？
A. 日付は変わっても，寝る前に食べたものは夕食の後に入れます。

Q5. 計量は調理前？調理後？
A. 本書の演習では，加熱などの調理前に食材料を計量することから，計量は原則として調理前の食品の重量とします。しかし調理後しかはかれない場合は，調理ずみのものをはかります。

Q6. 外食はしてもいいですか？そのときの計量はどのようにしたらよいでしょうか？よい方法を教えてください。
A. ふだんどおりの食事をしてください。つまりふだん外食をする人は外食で食べたものを記録します。お弁当やお総菜を買った場合も同様です。できるかぎり，食品ごとにはかりますが，分けられない場合は，その料理の一般的なレシピを参考にして食品や調味料に分解します。

Q7. どこまで書くの？水は？ 薬は？サプリメントは？
A. 飲食したものすべてを記入します。水，薬，サプリメント，栄養補助食品もすべてです。なぜなら記入者が個々に書くものと書かないものを判断すると，正確な結果が得られなくなるからです。

Q8. 食べた直後に記録が取れません。スマホで写真に撮っておいて，後ほど記入してもよいですか？
A. かまいません。しかし，写真だけでは材料がなにかわからなかったり，量がわかりにくくなりますので，簡単なメモも残しましょう。

Q9. ありのままを書かなければいけないの？恥ずかしいんですが。
A. 恥ずかしい気持ちはわかりますが，そのために食べたものを書かなかったり，食べていないものを書いてしまうと，ふだんの食生活をとらえることができません。ありのままを記載しましょう。

Q10. なぜ，食べた時間や場所まで必要なのですか？
A. 時間や場所も食生活の状況をとらえるにはたいせつです。また，外食した場合には店名もわかると食事の分析がしやすくなります。

Q11. なぜ，既製品はそのことを書かないといけないのですか？

A. 手作りと既製品では材料や量が異なります。また既製品はお店やメーカーによっても異なります。食事の分析をできるだけ正確に行うために必要です。

Q12. 調理ずみ食品（総菜パン）の食品番号がありません。

A. 調理ずみ食品には多くの種類があり，食品成分表には使用頻度の高い代表的なものしか載っていません。個々の食品に分解するかまたは類似食品番号を代用します。

Q13. ごはんは米重量ですか？炊いた後のごはんの重量ではかりますか？

A. 1合を2等分して食べたなど炊飯前の米の重量がわかれば米の重量で書きますが，多くの場合炊いた後のごはん（めし）の重量になります。食品番号も異なるので，精白米，胚芽米，玄米，または精白米めし，胚芽米めし，玄米めしなどとはっきりわかるように記入してください。

Q14. なぜ，ごはんは2.1，そうめんは2.7で割ってから食品群別に記載するのですか？

A. 四群点数法による食品群別摂取量を評価するさいには，乾物で評価します。そのため，ごはんは炊く前の米の重量に，そうめんはゆでた重量から乾めんの重量に戻して記載します（64ページ表4-6参照）。

Q15. 調味料の量がわかりません。どうしたらよいでしょうか。

A. つくるときに，はかればわかりますが，できあがった料理から調味料をはかることはできませんので，料理名から一般的に使う調味料の種類と量を推測します。特に油は調理時にはかってもフライパンに付着する量などがあるため，調理法による標準的な使用量から算出するとよいでしょう。

Q16. こしょうなど微量の香辛料などは記載するのですか？

A. 記載します。ただし，栄養価計算には含めません。

Q17. 合いびき肉はどのように記載するのですか？

A. 肉の種類と配合割合がわかるときは，それぞれの肉の「ひき肉」の重量に換算します。「牛豚ひき肉」とあるが配合がわからないときは，豚肉・ひき肉50%，牛肉・ひき肉50%として，それぞれの重量に分けて記載します。

Q18. ひじきは乾物重量で書きますか，それとも戻し重量でしょうか。また，そのときの食品番号を教えてください。

A. 乾物重量で書きます。ひじきは「09050 ほしひじき ステンレス釜 乾」または「09053 ほしひじき 鉄釜 乾」になります。水に戻すと8.5倍重量になるため，乾物の重量にするためには，8.5で割ります。

Q19. お茶を飲みました。茶葉の成分値を選ぶのですか？それとも浸出液ですか？

A. たとえば一般的な緑茶の「せん茶」を食品成分表でみると，「茶」と「浸出液」の成分値があります。「茶」は乾燥している茶葉のことで，飲んでいるのは茶葉から出した「浸出液」ですから，「浸出液」を選びます。ただし，ケーキなどに紅茶の茶葉そのものが使用されている場合もあります。その場合には「茶」を選びます。

4 食事記録の方法

ここでは，自分しらべのフローチャート（58 ページ）に従って，**Step 1**：食事記録（記録用紙 No.2），**Step 2**：栄養価計算（記録用紙 No.3），**Step 3**：集計（記録用紙 No.4，No.5）を行います。

Step 1 食事記録

【記録用紙 No.2 記入のしかた】

日常の食事の食事記録は，日常食べている状態を把握することを目的とします。

記録を意識してふだんと食事が変わりやすくなる傾向がありますが，このようなことは結果を歪ませ，後の判断が適正にできなくなるため，日常性に重点をおいて記録しましょう。

1) 食事はふだんの 3 日間を記録する（調理実習のある日は除く）。
2) 食事記録は 1 枚を 1 日分として日ごとに記入する。1 枚に何日分も書かない。
3) 健康状態（食欲の有無，下痢，風邪などを具体的に，薬，栄養剤服用の有無），生活状態（外出，登校，スポーツ，ハイキングなど）を記入する。
4) 食事区分の欄には，朝・昼・夕・間食の区分とそれぞれ食べた時刻を記入する。食べた場所（自宅，友人宅，親戚宅，学食，店など）も書く。外食は店名（マクドナルド，バーミヤンなど）を記入する。
5) 食事記録は，飲食したものすべてを記入する。サプリメント，栄養補助食品，水，薬も記入する。食塩，しょうゆはできるだけ重量を入れる（67 ページ参照）。
6) 朝・昼・夕・間食を記入する。食事ごとに小計ができるように数行あけておく。

❶ 料理名を書き，それに使用した食品材料名と食品番号，概量とその重量（1 人分）と廃棄量を除いた正味重量を書く。廃棄量については，実際にはかるか，食品成分表や，『調理のためのベーシックデータ』などを参考にする（45 ページ参照）。

❷ 食卓で調理ずみの食品の重量をはかった場合は，印をつけて（赤線など）区別しておく。

❸ 乾物について──わかめ，ひじきなどを使用した場合は，戻したものと乾の状態を区別する。

❹ ごはんは「めし」と「米」では食品番号も重量も異なるのでその区別（精白米めし，精白米，胚芽米めし，胚芽米，玄米などの区別，水稲・陸稲などの区別）をする。

❺ 調理ずみ食品を購入した場合は，既製品⊕とし，購入店舗を記載する。また，冷凍食品，インスタント食品，レトルト食品，加工食品の場合は，商品名を記入する。

材料と重量がわからない場合は，次の書籍などを参考にして材料と正味重量を推定する。推定の根拠は料理名の下に書く。

『毎日の食事のカロリーガイド』・『外食・コンビニ・惣菜のカロリーガイド』・『家庭のおかずのカロリーガイド』・『調理のためのベーシックデータ』（以上，女子栄養大学出版部）

❻ 外食，店屋物（出前）も同様に推定する。

❼ 調味料として使用した酒，みりんは，調味料の欄に記入する。その他，下味，刺し身につけたしょうゆなどすべてを記入する。炒め物に使用した油の量を記入するが，外食な

❽揚げ物の衣や油の量は 76 ページを参考に算出する（もとの材料に対する割合）。

❾コーヒー，紅茶，お茶などは**浸出液**の量で書く。そのとき，砂糖，クリームを入れたら忘れずに書く。

❿菓子，清涼飲料などは商品名を書く（コーラ，ポッキー，チョコレートなど）。

⓫食品番号は「食品成分表」を参照する。かならず全食品に食品番号を記入する。食品成分表にない食品は，類似食品番号を代用する。

7）食品群別摂取重量

❶正味重量は食品群別にそれぞれの欄に記入し，朝・昼・夕・間食ごとの小計をし，1日の合計を出す。

❷きのこ・藻類は淡色野菜に書く。

❸穀類のごはんは，**ごはん重量（g）÷ 2.1** とし，米の重量で書く。めんは，種類によって倍率が異なるため 64 ページ表 4-6 を参照し，乾物に換算する。

Step 2　エネルギー及び栄養素摂取量の計算

【記録用紙 No.3 記入のしかた】

1）No.3 については，食事記録（No.2）のうち，原則として行事食など特別な日を除く 3 日間について，食品成分表を用いてエネルギー及び栄養素摂取量の計算を行います。

2）栄養素量の計算

❶栄養素の計算は**食品成分表の桁**に合わせる。**桁以下の数字は四捨五入**します。

❷（No.3 のみ）調理ずみの重量をはかったものは，食品成分表の調理の数値を使います。たとえばアジの焼いたものをはかったときは，「あじ（焼き）」の数値を使います。ない場合は，**表4-5** を参考にして生の重量に換算してから計算します。

調理後の重量から生の重量を出す場合
調理後の重量 × 換算係数 ＝ 生の重量

❸サプリメント，栄養補助食品を利用した場合，パッケージ等に記載された成分表示を用い，栄養価計算に加えます。

❹朝・昼・夕・間食ごとに小計を算出し 1 日の合計を出します。

表4-5　調理による重量変化の一覧表

食品群	食品名・調理法	重量換算係数
1　穀類	乾めんを「ゆで」た場合	2.3
	生めんを「ゆで」た場合	1.8
2　いも類	「生」の食品を「ゆで・煮」た場合	0.9
4　豆類	乾物を「ゆで・煮」た場合	2.3
6　野菜類	「生」の食品を「ゆで・煮」た場合：葉類	0.7
	：乾燥野菜	6.4
8　きのこ類	「干し・乾燥」の食品を「ゆで・煮」た場合	6.2
9　藻類（昆布）	「干し・乾燥」の食品を「ゆで・煮」た場合	3.0
10　魚介類	「生」の食品を「ゆで・煮」た，「焼いた」場合	0.8
11　肉類	「生」の食品を「ゆで・煮」た，「焼いた」場合	0.7

出所：『食事調査マニュアル 改訂4版』p.56, 南山堂, 2024

【栄養価計算の実際】
(1) 栄養価計算のしかた

可食部100g当たり														
エネルギー		水分	たんぱく質	脂質						炭水化物					有機酸
				アミノ酸組成によるたんぱく質	脂肪酸のトリアシルグリセロール当量	脂肪酸				コレステロール	利用可能炭水化物	食物繊維総量			糖アルコール	
							飽和脂肪酸	n-3系多価不飽和脂肪酸	n-6系多価不飽和脂肪酸			糖類	プロスキー変法またはAOAC.2011.25法	プロスキー変法のみ	炭水化物	
kJ	kcal	g	g	g	g	g	g	g	mg	g	g	g	g	g	g
235	56	88.5	5.3	(3.2)	(0.57)	(0.22)	(1.63)	(0)	0.9	0.7	0.9	0.9	—	1.8	0.2

例 絹ごし豆腐を50g食べた場合
食品成分表100gあたりの栄養素量から下記のように計算します。

よって50gの栄養素量は

エネルギー $\frac{50}{100} \times 56$ kcal =

たんぱく質 $\frac{50}{100} \times 5.3$ g =

脂　　質 $\frac{50}{100} \times 3.2$ g =

炭水化物 $\frac{50}{100} \times 0.9$ g =

これを電卓で計算します。
※機種によって多少異なりますが、多くの一般の電卓では同様の操作です。

《定数計算 0.5 × x の場合》
定数入力後×を2回押す

[.][5][×][×][5][6][=] → 28 …エネルギー

以後、定数は自動的に記憶され、調べたい数値を入力するのみ

[5][.][3][=] → 2.65 ≒ 2.7 …たんぱく質

[3][.][2][=] → 1.6 …脂質

[0][.][9][=] → 0.45 ≒ 0.5 …炭水化物

(2) エネルギー及び栄養素摂取量計算後のチェック基準

　計算終了後、1日の合計が以下の範囲内に入っていない場合は表4-6に示したまちがいや計算まちがいなどの可能性があるので、もう一度確かめます。小数点以下は食品成分表に表示されている桁にします。

❶エネルギー：1000〜3000kcal
❷たんぱく質：50〜150g
❸脂質：30〜100g
❹炭水化物：200〜600g
❺カルシウム：300〜1000mg
❻鉄：3〜15mg
❼亜鉛：5〜30mg
❽ビタミンB₁：0.5〜2mg
❾ビタミンB₂：0.2〜2mg
❿ビタミンC：30〜500mg
⓫食塩相当量：5〜13g

Step 3　集計

NO.4

		食品群別摂取重量(g)															合計
		♠第1群			♥第2群			♣第3群					♦第4群						
		乳・乳製品	卵	魚介	肉	豆・豆製品	緑黄色野菜	淡色野菜	芋	果物	穀類	油脂	砂糖	種実・菓子	飲料	調味料	その他	
月　日曜日	朝																	
	昼																	
	夕																	
	間食																	
	計																	

自分しらべをしよう　63

【記録用紙 No.4 記入のしかた】

1) 食事記録（No.2）の食品群別摂取重量より，日別，朝・昼・夕・間食別に集計した重量を転記します。
2) 3日間の集計では平均を計算して，1日あたりの摂取量を求めます。小数第2位を四捨五入し，第1位まで求めます。
3) ［各群合計］欄には，各食品群に［3日平均］値の合計を記入します。
4) それぞれの群・食品グループからどのくらいの量がとれたかをみることで，バランスチェックができます。

【記録用紙 No.5 記入のしかた】

1) No.5 は No.3 の計算結果を日別，朝・昼・夕・間食別に記入します。サプリメントをとっている場合はサプリメントも含んだ値を用います。
2) たんぱく質は，動物性と植物性に分けて集計するため，No.3 の記録表に動物性食品（乳・卵・魚・肉など）を青ペン（青丸印）で色別して動物性の重量（g）を求め，各合計からマイナスすると植物性の重量（g）が出ます。
3) マヨネーズは動物性たんぱく質，洋菓子は植物性たんぱく質とします。
4) 基本事項欄では，必要事項を記入します。平日の自分自身の行動をふり返り，5つの身体活動の内容別におおよその時間数を書き込みます。合計が24時間になるように調整します。さらに，114ページ**表6-9**を参照し，身体活動レベル低い，ふつう，高いのうち，該当するものを○で囲みます。

表4-6 まちがいやすい食品例

調理前と調理後	米 うどん スパゲティ そうめん	調理前は保存性のよい乾物の状態ですが，調理をすると水分を含み重量が変化します。米→ごはん(2.1倍)，干しうどん→ゆでうどん(2.4倍)，そうめん→ゆでそうめん(2.7倍)，スパゲテイ→ゆでスパゲッテイ(2.2倍)。乾燥かゆでた状態かわかるように記録します。
乾物と戻し	わかめ ひじき	わかめやひじきは乾物の中でもよく使われるものです。調理前の乾燥した状態のもの1gを水に戻すと「カットわかめ」は約12倍の12gに。ひじきは9.9倍の9.9gになります。乾燥か水に戻した状態ではかったか，わかるように記録します。
茶葉と浸出液	せん茶 紅茶	緑茶の中でよく飲むせん茶や紅茶には，食品成分表には「茶」と「浸出液」があり，「茶」は乾燥した茶葉のことで，「浸出液」は飲む状態の液体のことです。ふだん飲み物として飲むときには「浸出液」の成分値を使います。
だ　し	だしとだし汁	食品成分表には「かつおだし」「中華だし」などがありますが，これらは水分がほとんどの液体のだし汁を指します。粉末のものは「顆粒風味調味料」，固形は「固形ブイヨン」の食品番号を使います。
め　し	水稲と陸稲	水稲は水田で栽培する稲で，陸稲（りくとう／おかぼ）は畑で栽培する稲です。陸稲は収穫率・食味は落ちますが，育成が容易です。一般的に販売されているのはほとんどが水稲です。
野菜の部位	にんじんの葉と根	食品成分表のにんじんには「葉にんじん」と「にんじん」があります。「葉にんじん」は葉の部分のみを指し，「にんじん」がふだん食べている根の部分を指します。
インスタントラーメン	即席めん類	インスタントラーメンは「即席めん類」で「穀類」に入ります。大きく即席中華めん，中華スタイル即席カップめん，和風スタイル即席カップめんに分かれています。
野菜ジュース	野菜ミックスジュース トマトミックスジュース	野菜ミックスジュースには通常タイプと濃縮タイプがあり，トマトミックスジュース（トマト，にんじん，セロリー等）もあります。栄養価計算はパッケージに表示された数値を使います。
天然と養殖	魚	あゆ，くろまぐろ，まだい，ひらめには「天然」と「養殖」があります。「養殖」のほうが脂質が多くエネルギーはやや高めになります。また価格も安価なようです。
アイスクリーム	高脂肪と普通脂肪	アイスクリームには「高脂肪」と「普通脂肪」があります。乳脂肪を含む量の違いによります。また「アイスミルク」や「ラクトアイス」の普通脂肪，低脂肪がありますから，パッケージの表示をよく見て食品番号を選んでください。

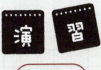

例

はなちゃんの3日間の食事を例に，Step 1～3までの食事記録をつけてみましょう。

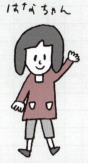

4月15日

MEMO　朝食・夕食・夜食：家　昼食：コンビニ　間食：大学　午前中大学　少々風邪ぎみ

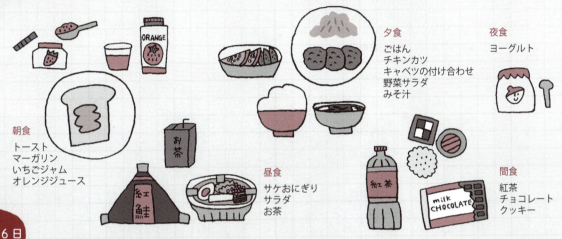

朝食
トースト
マーガリン
いちごジャム
オレンジジュース

昼食
サケおにぎり
サラダ
お茶

夕食
ごはん
チキンカツ
キャベツの付け合わせ
野菜サラダ
みそ汁

夜食
ヨーグルト

間食
紅茶
チョコレート
クッキー

4月16日

MEMO　朝食・夕食：家　昼食：弁当　午前中大学　少々風邪ぎみ

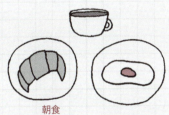

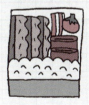

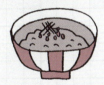

朝食
クロワッサン
目玉焼き
ミルクティ

昼食
ごはん
卵焼き
しょうが焼き
ミニトマト
かまぼこ

夕食
サケ茶漬け

4月17日

MEMO　朝食・夕食：家　昼食：コンビニ弁当　間食：大学　午前中大学　少々風邪ぎみ

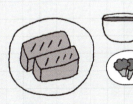
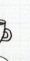

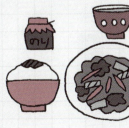

朝食
フレンチトースト
ミルクティ
ブロッコリー
ドレッシング

昼食
ごはん
ハンバーグ
野菜とマカロニ炒め
ミニトマト
ウーロン茶

間食
シュークリーム
紅茶

夕食
ごはん
肉野菜炒め
つくだ煮
お茶

Step 1 食事記録
はなちゃんの4月15日の献立を使って，食事ごとに食材を4つの食品群に分けて記録します。

No.2 の 記入例

食事記録・食品群別（重量）

（西暦） 2025 年 4 月 15 日 火 曜日　　　　　　　　　（西暦） 2025 年 5 月 1 日 木 曜日
健康状態 少々風邪ぎみ　　　　　　　　　　　　　　　　　　氏名 はな
生活状態 午前中大学　午後は自宅　　　　　　　　　　　　　学籍番号 00001　（大学／短大）

食事区分	料理名	食品番号	食材料名	概量	重量(g)	正味重量(g)	♠第1群 乳製品	卵	♥第2群 魚介	肉	豆・豆製品	緑黄色野菜	♠第3群 淡色野菜	芋	果物	穀類	油脂	砂糖	♠第4群 菓子・種実	飲料	調味料	その他
朝食 6:30 (自宅)	トースト	1026	食パン・市販品	6枚切り1枚	60											60						
		14020	ソフトタイプマーガリン		5												5					
		7014	いちご・ジャム・低糖度		5													5				
	オレンジジュース	7043	オレンジ・バレンシア・濃縮還元ジュース		150															150		
	朝食計				220		0	0	0	0	0	0	0	0	0	60	5	5	0	150	0	0
昼食 12:30 (大学)	鮭おにぎり	1088	めし・精白米（水稲）		100											48						
	手づくりしそかけ	10139	しろさけ・塩ざけ（切り身）		5				5													
		17012	食塩		1.3																1.3	
	サラダ	9004	あまのり・焼きのり		1.5							1.5										
		6061	キャベツ・生		90								90									
	手づくりしそかけ	10263	まぐろ・缶詰油漬フレークライト		10				10													
		6180	スイートコーン・缶詰・ホールカーネルスタイル		5								5									
		12005	鶏卵・全卵・ゆで		30			30														
		17039	ドレッシングタイプ和風調味料		27																27	
	お茶（緑茶）	16037	せん茶・浸出液		150															150		
	昼食計				419.8		0	30	15	0	0	1.5	96.5	0	0	48	0	0	0	150	28.3	0
間食 16:30 (大学)	清涼飲料（紅茶）	16044	紅茶・浸出液		500															500		
	チョコレート	3003	車糖・上白糖		30													30				
		15116	ミルクチョコレート		30														30			
	クッキー	15098	ビスケット・ソフトビスケット		20														20			
	間食計				580		0	0	0	0	0	0	0	0	0	0	0	30	50	500	0	0
夕食 19:30 (自宅)	ごはん	1088	めし・精白米（水稲）		150											71						
	チキンカツ（料理の本参照）	11221	若鶏・もも・皮つき・生		80					80												
		17012	食塩		0.5																0.5	

	17064	こしょう・白, 粉	0.02									0.02
	1015	薄力粉・1等	5									5
	12004	鶏卵・全卵－生	10				10					
	1079	パン粉－乾燥	6					6				
	14006	調合油	10									10
野菜サラダ	6061	キャベツ－生	30									30
	17002	ウスターソース・中濃ソース	6							6		
	6182	トマト－生	30					30				
	6065	きゅうり－生	50					50				
	17040	フレンチドレッシング	5									5
	6153	たまねぎ・りん茎－生	30					30				
みそ汁	9041	乾燥わかめ･素干し, 水戻し	10					10				
	4040	油揚げ	3	3								
	17045	米みそ・淡色辛みそ	10									10
	17023	煮干しだし	150									150
		夕食計	585.52	3	80	0	10	120	0	6	0	166.52
夜食 21:30 (自宅)	13026	ヨーグルト・脱脂加糖	80		80							
		夜食計	80	0	80	0	0	0	0	0	0	0
		1日合計	1885.32	80	80	40	15	80	3	30	216.5	0	190	20	35	50	800	1948.82	0

まちがいやすい箇所をもう一度チェックしよう

1. 調味料の抜けはないですか？
   おにぎりの塩, 刺し身のしょうゆ, 目玉焼きの塩やしょうゆ, ソース, コーヒーの砂糖など。

2. 「めし」と「米」の重量はまちがっていませんか？
   「めし」と「米」の食品番号はまちがえていませんか？

3. 第4群穀類の重量は「米」の重量になっていますか？

4. 緑黄色野菜と淡色野菜の区分はまちがえていませんか？
   緑黄色野菜：トマト
   淡色野菜：キャベツ, スイートコーン, たまねぎ, きゅうり
   ※わかめ, 焼きのりなどの海藻は淡色野菜に入れます。
   ※にんじん, ほうれんそう, ピーマンなどの色の濃い野菜は緑黄色野菜になりますが, なすやトマト, 白大根など中が白い野菜は淡色野菜になります。

5. 調理済食品は材料の食品に分解して計算をしましたか？
   鮭おにぎり→めし, 塩サケ, 食塩, 焼きのり
   サラダ→キャベツ, まぐろ油漬け缶詰フレーク, スイートコーン, ゆで卵, ドレッシング

6. 油を忘れていませんか？
   炒め物や卵焼き, 目玉焼きや卵黄煮をしたとき, 筑前煮等の炒め煮をしたときは油を使っています。油1gは9kcalのエネルギーがありますから, 油を忘れてしまっては, エネルギーの誤差が大きくなります。

Step 2 **エネルギー及び栄養素摂取量の計算** はなちゃんの食事記録 No.2 をもとにエネルギー及び栄養素摂取量の計算を行います。

No.3 の記入例

No.3 食事記録・エネルギー及び栄養素摂取量

(西暦) 2025年 4月 15日 火曜日　　(西暦) 2025年 5月 1日 木曜日
健康状態　少々風邪ぎみ
生活状態　午前中大学　午後は自宅

学籍番号 00001　氏名 はな　大学・短大

食事区分	料理名	食品番号	食品材料名	正味重量(g)	エネルギー kcal	たんぱく質 g	脂質 g	コレステロール mg	炭水化物 g	食物繊維総量 g	ナトリウム mg	カリウム mg	カルシウム mg	リン mg	鉄 mg	亜鉛 mg	レチノール活性当量 µg	ビタミンD µg	ビタミンB1 mg	ビタミンB2 mg	葉酸 µg	ビタミンC mg	食塩相当量 g
朝食 6:30 (自宅)	トースト	1026	食パン・市販品	60	149	4.4	2.2	0	26.5	2.5	282	52	13	40	0.3	0.3	0	0.0	0.04	0.03	18	0	0.7
		14020	ソフトタイプマーガリン	5	36	0.0	3.9	0	0.0	0.0	25	1	1	1	0.0	0.0	1	0.6	0.00	0.00	0	0	0.1
		7014	いちご・ジャム・低糖度	5	10	0.0	0.0	0	2.4	0.1	1	4	1	1	0.0	0.0	0	0.0	0.00	0.00	1	1	0.0
	オレンジジュース	7043	オレンジ・バレンシア・濃縮還元ジュース	150	69	0.5	0.2	0	16.5	0.3	2	285	14	27	0.2	0.2	6	0.0	0.11	0.03	41	63	0.0
	朝食計			220	264	4.9	6.3	0	45.4	2.9	310	342	29	69	0.5	0.5	7	0.6	0.15	0.06	60	64	0.8
昼食 12:30 (大学)	鮭おにぎり	1088	めし・精白米(水稲)	100	156	2.0	0.2	0	34.6	1.5	1	29	3	34	0.1	0.6	0	0.0	0.02	0.01	3	0	0.0
		10139	しろさけ・塩ざけ(切り身)	5	9	1.0	0.5	3	0.0	0.0	36	16	1	14	0.0	0.1	1	1.2	0.01	0.01	1	0	1.3
		17012	食塩	1.3	0	0.0	0.0	0	0.2	0.0	507	1	0	0	0.0	0.0	0	0.0	0.00	0.00	0	0	1.3
	サラダ	9004	あまのり・焼きのり	1.5	4	0.5	0.0	0	0.3	0.5	8	36	4	11	0.2	0.1	35	0.0	0.01	0.03	29	3	0.0
		6061	キャベツ・生	90	21	0.7	0.0	0	3.5	1.6	5	171	38	23	0.3	0.1	2	0.0	0.04	0.03	59	34	0.0
		10263	まぐろ・缶詰油漬フレーク・ライト	10	27	1.4	2.1	3	0.4	0.0	34	23	0	16	0.1	0.0	0	0.2	0.00	0.00	1	0	0.1
		6180	スイートコーン・缶詰・ホールカーネルスタイル	5	4	0.1	0.0	0	0.7	0.2	11	7	0	7	0.0	0.0	0	0.0	0.00	0.00	1	0	0.0
		12005	鶏卵・全卵・ゆで	30	40	3.4	2.7	114	0.6	0.0	42	39	14	51	0.5	0.3	51	0.8	0.02	0.10	14	0	0.1
		17039	ドレッシングタイプ和風調味料	27	22	0.8	0.0	0	4.6	0.1	783	35	3	15	0.1	0.0	0	0.1	0.01	0.01	2	0	2.0
	お茶(緑茶)	16037	せん茶・浸出液	150	3	0.3	0.0	0	0.5	0.0	5	41	5	3	0.3	0.0	0	0.0	0.00	0.08	24	9	0.0
	昼食計			419.8	286	10.2	5.5	120	45.4	3.9	1432	398	68	169	1.6	1.2	90	2.2	0.11	0.28	133	46	3.6
間食 16:30 (大学)	清涼飲料(紅茶)	16044	紅茶・浸出液	500	5	0.5	0.0	0	0.5	0.0	5	40	5	10	0.0	0.0	0	0.0	0.00	0.05	15	0	0.0
	チョコレート	3003	車糖・上白糖	30	117	0.0	0.0	0	29.8	0.0	0	1	0	0	0.0	0.0	0	0.0	0.00	0.00	0	0	0.0
		15116	ミルクチョコレート	30	165	1.7	9.8	6	17.0	1.2	19	132	72	72	0.7	0.5	20	0.3	0.06	0.12	5	0	0.1
	クッキー	15098	ビスケット・ソフトビスケット	20	102	1.1	4.8	12	13.4	0.3	44	22	4	13	0.1	0.1	30	0.0	0.01	0.01	1	0	0.1
	間食計			580	389	3.3	14.6	18	60.7	1.5	68	195	81	95	0.8	0.6	50	0.3	0.07	0.18	21	0	0.2
夕食 19:30 (自宅)	ごはん	1088	めし・精白米(水稲)	150	234	3.0	0.3	0	51.9	2.3	2	44	5	51	0.2	0.9	0	0.0	0.03	0.02	5	0	0.0
	チキンカツ	11221	若鶏・もも・皮つき・生	80	152	13.6	10.8	71	0.0	0.0	50	232	4	136	0.5	1.3	32	0.3	0.08	0.12	10	2	0.2
	(料理の本参照)	17012	食塩	0.5	0	0.0	0.0	0	0.0	0.0	195	1	0	0	0.0	0.0	0	0.0	0.00	0.00	0	0	0.5
		17064	こしょう・白・粉	0.02	0	0.0	0.0	0	0.0	0.0	0	0	1	0	0.0	0.0	0	0.0	0.00	0.00	0	0	0.0
		1015	薄力粉・1等	5	17	0.4	0.1	0	3.7	0.1	0	6	1	3	0.0	0.0	0	0.0	0.01	0.00	0	0	0.0
		12004	鶏卵・全卵・生	10	14	1.1	0.9	37	0.3	0.0	14	13	5	17	0.2	0.1	21	0.4	0.01	0.04	5	0	0.0

	1079	パン粉・乾燥	6	21	0.7	0.2	0	3.8	0.4	34	10	2	7	0.1	0.1	0	0.0	0.01	0.00	1	0	0.1
	14006	調合油	10	89	0.0	9.7	0	0.3	0.0	0	0	0	0	0.0	0.0	0	0.0	0.00	0.00	0	0	0.0
野菜サラダ	6061	キャベツ・生	30	7	0.2	0.0	0	1.2	0.5	2	57	13	8	0.1	0.0	1	0.0	0.01	0.01	20	11	0.0
	17002	ウスターソース・中濃ソース	6	7	0.0	0.0	0	1.6	0.0	198	11	4	1	0.0	0.1	0	0.0	0.00	0.00	0	5	0.5
	6182	トマト・生	30	6	0.2	0.0	0	1.1	0.3	1	63	2	8	0.1	0.0	14	0.0	0.02	0.01	7	5	0.0
	6065	きゅうり・生	50	7	0.4	0.0	0	1.0	0.6	1	100	13	18	0.2	0.1	14	0.0	0.02	0.02	13	7	0.0
	17040	フレンチドレッシング	5	19	0.0	1.9	0	0.4	0.0	125	0	0	0	0.0	0.0	0	0.0	0.00	0.00	0	0	0.3
みそ汁	6153	たまねぎ・りん茎・生	30	10	0.2	0.0	0	2.1	0.5	1	45	5	9	0.1	0.0	0	0.0	0.01	0.00	5	2	0.0
	9041	乾燥わかめ・素干し、水戻し	10	2	0.1	0.0	0	0.1	0.4	26	44	10	4	0.0	0.0	7	0.0	0.01	0.01	3	0	0.1
	4040	油揚げ	3	11	0.7	0.9	0	0.0	0.0	0	3	9	11	0.1	0.1	0	0.0	0.00	0.00	1	0	0.0
	17045	米みそ・淡色辛みそ	10	18	1.1	0.6	0	1.9	0.5	490	38	10	17	0.4	0.0	0	0.0	0.00	0.01	7	0	1.2
	17023	煮干しだし	150	2	0.2	0.2	0	0.0	0.0	57	38	5	11	0.0	0.0	0	0.0	0.02	0.00	2	0	0.2
夕食計			585.52	616	21.9	25.6	108	69.4	5.6	1196	705	88	301	2.1	2.8	89	0.7	0.23	0.24	79	27	3.1
夜食 21:30 (自宅)	13026	ヨーグルト・脱脂加糖	80	52	3.2	0.2	3	9.0	0.0	48	120	96	80	0.1	0.3	0	0.0	0.02	0.12	2	0	0.2
夜食計			80	52	3.2	0.2	3	9.0	0.0	48	120	96	80	0.1	0.3	0	0.0	0.02	0.12	2	0	0.2
1 日合計			1885.32	1607	43.5	52.2	249	229.9	13.9	3054	1760	362	714	5.1	5.4	236	3.8	0.58	0.88	295	137	7.9

自分しらべをしよう 69

Step 3 集計　はなちゃんの4月16日，17日の食事についても，Step 1～2を行ったうえで，
3日間の食事記録を四群点数法に基づいて集計します。

No.4の記入例

No.4 食事記録・食品群別重量集計

大学／短大　学籍番号 00001　氏名 はな　（西暦）2025年5月1日 木曜日

食品群別摂取重量 (g)

		♠第1群		♥第2群			♣第3群				◆第4群						
		乳・乳製品	卵	魚介	肉	豆・豆製品	緑黄色野菜	淡色野菜	芋	果物	穀類	油脂	砂糖	種実・菓子	飲料	調味料	その他
4月15日 火曜日	朝	0	0	0	0	0	0	0	0	0	60	5	5	0	150	0	0
	昼	0	30	15	0	0	0	96.5	0	0	48	0	0	0	150	28.3	0
	夕	0	10	0	80	3	30	120	0	0	82	15	0	0	0	166.52	0
	間食	80	0	0	0	0	0	0	0	0	0	0	30	50	500	0	0
	計	80	40	15	80	3	30	216.5	0	0	190	20	35	50	800	194.82	0
4月16日 水曜日	朝	50	54	0	0	0	0	0	0	0	82	2	3	0	100	0.2	0
	昼	0	26	8	40	0	13	0	0	0	61	5	6	0	0	17.1	0
	夕	0	0	40	0	0	0	7	0	0	57	0	0	0	100	0	0
	間食	0	0	0	0	0	0	0	0	0	0	0	0	0	0	0	0
	計	50	80	48	40	0	13	7	0	0	200	7	9	0	200	17.3	0
4月17日 木曜日	朝	150	30	0	0	0	18	0	0	0	61	3	6	0	100	2.0	0
	昼	0	0	0	0	0	25	2	0	0	85	5	0	0	200	19.0	62
	夕	0	0	0	33	0	10	81	0	0	74	4	0	0	150	3.6	0
	間食	0	0	0	0	0	0	0	0	0	0	0	3	49	162	0	0
	計	150	30	0	33	0	53	83	0	0	220	12	9	49	612	24.6	62

集計

食品群別摂取重量 (g)

	♠第1群		♥第2群			♣第3群				◆第4群						
	乳・乳製品	卵	魚介	肉	豆・豆製品	緑黄色野菜	淡色野菜	芋	果物	穀類	油脂	砂糖	種実・菓子	飲料	調味料	その他
4月15日 火曜日	80	40	15	80	3	30	216.5	0	0	190	20	35	50	800	194.82	0
4月16日 水曜日	50	80	48	40	0	13	7	0	0	200	7	9	0	200	17.3	0
4月17日 木曜日	150	30	0	33	0	53	83	0	0	220	12	9	49	612	24.6	62
（ 3 ）日間の平均	93.3	50.0	21.0	51.0	1.0	32.0	102.2	0.0	0.0	203.3	13.0	17.7	33.0	537.3	78.9	20.7

次に，はなちゃんの3日間の食事記録について，食品成分表で計算したエネルギー及び栄養素摂取量を集計します。

No.5 の 記入例

No.5 食事記録・エネルギー及び栄養素摂取量集計

大学・短大　学籍番号 00001　氏名 はな
(西暦) 2025 年 5 月 1 日 木曜日

朝食

(西暦)2025年		4月15日	4月16日	4月17日	平均
エネルギー kcal		264	472	344	360
たんぱく質	動 g	0.0	7.6	7.9	5.2
	植 g	4.9	4.9	5.2	5.0
脂質 g		6.3	24.5	13.3	14.7
コレステロール mg		0	222	129	117
炭水化物 g		45.4	49.2	41.5	45.4
食物繊維総量 g		2.9	1.6	3.4	2.6
ミネラル	Na mg	310	611	451	457
	K mg	342	243	365	317
	Ca mg	29	103	200	111
	P mg	69	194	248	170
	Fe mg	0.5	1.1	1.0	0.9
	Zn mg	0.5	1.2	1.3	1.0
ビタミン	レチノール活性当量 μg	7	162	132	100
	D μg	0.6	3.0	2.0	1.9
	B_1 mg	0.15	0.14	0.13	0.14
	B_2 mg	0.06	0.36	0.40	0.27
	葉酸 μg	60	70	66	65
	C mg	64	1	12	26
食塩相当量 g		0.8	1.6	1.1	1.2

昼食

(西暦)2025年		4月15日	4月16日	4月17日	平均
エネルギー kcal		286	465	478	410
たんぱく質	動 g	5.8	13.1	7.3	8.7
	植 g	4.4	3.1	5.4	4.3
脂質 g		5.5	16.3	12.3	11.4
コレステロール mg		120	128	29	92
炭水化物 g		45.4	58.8	74.3	59.5
食物繊維総量 g		3.9	2.1	4.5	3.5
ミネラル	Na mg	1432	512	736	893
	K mg	398	298	404	367
	Ca mg	68	32	38	46
	P mg	169	209	155	178
	Fe mg	1.6	0.9	1.5	1.3
	Zn mg	1.2	2.1	2.6	2.0
ビタミン	レチノール活性当量 μg	90	68	35	64
	D μg	2.2	1.0	0.0	1.1
	B_1 mg	0.11	0.42	0.21	0.25
	B_2 mg	0.28	0.21	0.19	0.23
	葉酸 μg	133	24	33	63
	C mg	46	4	17	22
食塩相当量 g		3.6	1.3	1.9	2.3

夕食

(西暦)2025年		4月15日	4月16日	4月17日	平均
エネルギー kcal		616	276	359	417
たんぱく質	動 g	14.9	7.8	6.4	9.7
	植 g	7.0	3.8	5.6	5.5
脂質 g		25.6	4.1	5.7	11.8
コレステロール mg		108	26	20	51
炭水化物 g		69.4	45.3	60.9	58.5
食物繊維総量 g		5.6	2.7	4.3	4.2
ミネラル	Na mg	1196	789	706	897
	K mg	705	316	390	470
	Ca mg	88	33	42	54
	P mg	301	163	158	207
	Fe mg	2.1	0.7	1.5	1.4
	Zn mg	2.8	0.9	1.7	1.8
ビタミン	レチノール活性当量 μg	89	12	34	45
	D μg	0.7	9.0	0.0	3.2
	B_1 mg	0.23	0.08	0.40	0.24
	B_2 mg	0.24	0.14	0.22	0.20
	葉酸 μg	79	25	82	62
	C mg	27	6	29	21
食塩相当量 g		3.1	2.0	1.7	2.3

間食

(西暦)2025年		4月15日	4月16日	4月17日	平均
エネルギー kcal		441	0	117	186
たんぱく質	動 g	3.2	0.0	2.7	2.0
	植 g	3.3	0.0	0.2	1.2
脂質 g		14.8	0.0	5.1	6.6
コレステロール mg		21	0	98	40
炭水化物 g		69.7	0.0	14.9	28.2
食物繊維総量 g		1.5	0.0	0.1	0.5
ミネラル	Na mg	116	0	40	52
	K mg	315	0	72	129
	Ca mg	177	0	47	75
	P mg	175	0	77	84
	Fe mg	0.9	0.0	0.4	0.4
	Zn mg	0.9	0.0	0.4	0.4
ビタミン	レチノール活性当量 μg	50	0	74	41
	D μg	0.3	0.0	1.0	0.4
	B_1 mg	0.09	0.00	0.03	0.04
	B_2 mg	0.30	0.00	0.11	0.14
	葉酸 μg	23	0	19	14
	C mg	0	0	0	0
食塩相当量 g		0.4	0.0	0.1	0.2

1日の摂取合計表

(西暦)2025年		4月15日	4月16日	4月17日	平均
エネルギー kcal		1607	1213	1296	1372
たんぱく質	動 g	23.9	28.5	24.3	25.6
	植 g	19.6	11.8	16.4	15.9
脂質 g		52.2	44.9	36.4	44.5
コレステロール mg		249	376	277	301
炭水化物 g		229.9	153.3	191.6	191.6
食物繊維総量 g		13.9	6.4	12.3	10.9
ミネラル	Na mg	3054	1912	1933	2300
	K mg	1760	857	1231	1283
	Ca mg	362	168	327	286
	P mg	714	566	638	639
	Fe mg	5.1	2.7	4.4	4.1
	Zn mg	5.4	4.2	6.0	5.2
ビタミン	レチノール活性当量 μg	236	242	275	251
	D μg	3.8	13.0	3.0	6.6
	B_1 mg	0.58	0.64	0.77	0.66
	B_2 mg	0.88	0.71	0.92	0.84
	葉酸 μg	295	119	199	204
	C mg	137	11	58	69
食塩相当量 g		7.9	4.9	4.8	5.9
食事担当者		母	私	母	

基本事項（食事評価をする上で必要となる情報）

- [年齢] 18 歳
- [身長] 158 cm
- [体重] 50.6 kg
- [BMI] 20.0
- [身体活動レベル] 24時間のうち
  - 睡眠 7 時間
  - 座位または立位の静的な活動 13 時間
  - ゆっくりした歩行や家事など低強度の活動 3 時間
  - 長時間持続可能な運動・労働など中強度の活動（普通歩行を含む） 1 時間
  - 頻繁に休みが必要な運動・労働など高強度の活動 0 時間
  - 合計 24 時間
- 身体活動レベル（○で囲む）: (低い)・ふつう・高い
- [基礎代謝量] 1118 kcal/日
- [推定エネルギー必要量] 1700 kcal/日
- [たんぱく質推奨量] 46 g/日

参考資料

Step 1 食事記録
しょうくんの献立について，食事ごとに食材を4つの食品群に分けて記録します。

No.2の記入例

No.2 食事記録・食品群別（重量）

(西暦) 2025年 4月 15日 火曜日
健康状態 良好
生活状態 午前中大学　午後は自宅

大学
短大　学籍番号 000002　氏名 しょう
(西暦) 2025年 5月 1日 木曜日

食品群別摂取重量 (g)

食事区分	料理名	食品番号	食品材料名	概量	重量(g)	正味重量(g)	◆第1群 乳・乳製品	卵	♥第2群 魚介	肉	豆・豆製品	野菜 緑黄色	♠第3群 淡色野菜	芋	果物	◆第4群 穀類	油脂	砂糖	種実・菓子・飲料	調味料	その他
朝食 7:30 (自宅)	チーズパン	1026	角形食パン 食パン		120											120					
		13040	プロセスチーズ		24		24														
	目玉焼き	12004	鶏卵 全卵 生		55			55													
		14006	調合油		2												2				
		17012	食塩		0.2															0.2	
	サラダ	6183	赤色ミニトマト 果実 生		50							50									
		6065	きゅうり 果実 生		90								90								
		17043	半固形状ドレッシング マヨネーズ 卵黄型		6												2				
	ヨーグルト	13025	ヨーグルト 全脂無糖		120		120														
		7013	いちご ジャム 高糖度		20													20			
朝食計					487.2		144	55	0	0	0	50	90	0	0	120	2	20	0	0.2	0
昼食 12:00 (大学)	豚バラうどん	1041	干しうどん 乾		63											63					
		11129	ぶた 大型種肉 ばら 脂身つき 生		20					20											
		4034	ソフト豆腐		55						55										
		8016	ぶなしめじ 生		30							30									
		6134	だいこん 根 皮なし 生		40							40									
		6214	にんじん 根 皮なし 生		20							20									
		6084	ごぼう 根 生		15								15								
		14006	調合油		3												3				
		16025	みりん 本みりん		6														6		
		17007	こいくちしょうゆ		18														18		
		17021	かつお・昆布だし 荒節・昆布だし		150														150		
	水		水		200																
昼食計					620		0	0	0	20	55	0	85	20	0	63	3	0	0	174	0
間食 16:00 (ミスター ドーナツ)	ドーナツ	15078	ケーキドーナツ プレーン		65														65		
		16047	コーヒー飲料 乳成分入り 加糖		185														185		
間食計					250		0	0	0	0	0	0	0	0	0	0	0	0	65 185	0	0

夕食 19:00 (自宅)	ごはん	1083	精白米 うるち米	72								72				
	かれいの照り焼き	10100	まがれい	85		85										
		4038	焼き豆腐	50				50								
		3003	車糖 上白糖	4.5											4.5	
		17007	こいくちしょうゆ	9												9
	じゃがいものきんぴら	2017	じゃがいも 塊茎 皮なし 生	110					110							
		6214	にんじん 根 皮なし 生	30					30					6		
		14006	調合油	6												
		17007	こいくちしょうゆ	11												11
		3003	車糖 上白糖	4											4	
	だいこんのみそ汁	6134	だいこん 根 皮なし 生	50				50								
		9044	カットわかめ 乾	1				1								
		17045	米みそ 淡色辛みそ	9												9
		17021	かつお・昆布だし 荒節・昆布だし	150												150
	りんご	7148	りんご 皮なし 生	130								130				
	夕食計			721.5	0	85	0	105	100	226	110	130	72	6	8.5	0	179
	1日合計			2078.5	144	55	0	85	20	105	100	226	110	130	72	6	11	28.5	65	185	353.2	0

参考資料

Step 2 エネルギー及び栄養素摂取量の計算

しょうくんの食事記録 No.2 をもとにエネルギー及び栄養素摂取量の計算を行います。

No.3 の記入例

No.3 食事記録・エネルギー及び栄養素摂取量

(西暦) 2025年 4月 15日 火曜日
健康状態 良好
生活状態 午前中大学 午後は自宅

(西暦) 2025年 5月 1日 木曜日
学籍番号 00002　氏名 しょう
大学(短大・大学)

食事区分	料理名	食品番号	食品材料名	正味重量(g)	エネルギー kcal	たんぱく質 g	脂質 g	コレステロール mg	炭水化物 g	食物繊維総量 g	ナトリウム mg	カリウム mg	カルシウム mg	リン mg	鉄 mg	亜鉛 mg	レチノール当量 μg	ビタミンD μg	ビタミンB1 mg	ビタミンB2 mg	葉酸 μg	ビタミンC mg	食塩相当量 g
朝食 7:30 (自宅)	チーズパン	1026	角形食パン 食パン	120	298	8.9	4.4	0	53.0	5.0	564	103	26	80	0.6	0.6	0	0.0	0.08	0.06	36	0	1.4
		13040	プロセスチーズ	24	75	5.2	5.9	19	0.0	0.0	264	14	151	175	0.1	0.8	60	0.0	0.01	0.09	6	0	0.7
	目玉焼き	12004	鶏卵 全卵 生	55	78	6.2	5.1	204	1.9	0.0	77	72	25	94	0.8	0.6	116	2.1	0.03	0.20	27	0	0.2
		14006	調合油	2	18	0.0	1.9	0	0.1	0.0	0	0	0	0	0	0	0	0.0	0.00	0.00	0	0	0.0
		17012	食塩	0.2	0	0	0	0	0	0	78	0	0	0	0	0	0	0.0	0.00	0.00	0	0	0.2
	サラダ	6183	赤色ミニトマト 果実 生	50	15	0.4	0.1	0	2.8	0.7	2	145	6	15	0.2	0.1	40	0.0	0.04	0.03	18	16	0.0
		60651	きゅうり 果実 生	90	12	0.6	0.1	0	1.7	1.0	1	180	23	32	0.3	0.2	25	0.0	0.03	0.03	23	13	0.0
		17043	半固形状ドレッシング マヨネーズ 卵黄型	6	40	0.1	4.4	8	0.0	0.0	46	1	1	4	0	0	3	0.1	0.00	0.00	0	0	0.1
	ヨーグルト	13025	ヨーグルト 全脂無糖	120	67	4.0	3.4	14	4.6	0.0	58	204	144	120	0	0.5	40	0.0	0.05	0.17	13	1	0.1
		7013	いちご ジャム 高糖度	20	50	0.1	0.0	0	12.5	0.3	1	13	2	3	0	0	0	0.0	0.00	0.00	5	2	0.0
朝食計				487.2	653	25.5	25.2	245	76.6	7.0	1091	732	378	523	2.0	2.8	284	2.1	0.24	0.58	128	32	2.7
昼食 12:00 (大学)	豚バラうどん	1041	干しうどん 乾	63	210	5.0	0.6	0	44.0	1.5	1071	82	11	44	0.4	0.3	0	0.0	0.05	0.01	6	0	2.7
		11129	ぶた 大型種肉 ばら 脂身つき 生	20	73	2.6	7.0	14	0.0	0.0	10	48	1	26	0.1	0.4	2	0.1	0.10	0.03	0	0	0.0
		4034	ソフト豆腐	55	31	2.8	1.7	0	1.0	0.2	4	83	50	45	0.4	0.3	0	0.0	0.04	0.02	6	0	0.0
		8016	ぶなしめじ 生	30	8	0.5	0.1	0	0.8	0.9	1	111	0	29	0.2	0.2	0	0.2	0.05	0.05	9	0	0.0
		6134	だいこん 根 皮なし 生	40	6	0.1	0.0	0	1.1	0.5	7	92	9	7	0.1	0.1	0	0.0	0.01	0.01	13	4	0.0
		6214	にんじん 根 皮なし 生	20	6	0.1	0.0	0	1.2	0.6	5	60	5	6	0	0.0	126	0.0	0.01	0.01	5	1	0.0
		6084	ごぼう 根 生	15	9	0.2	0.0	0	1.6	0.9	3	48	7	9	0.1	0.1	0	0.0	0.01	0.01	8	0	0.0
		14006	調合油	3	27	0.0	2.9	0	0.1	0.0	0	0	0	0	0	0	0	0.0	0.00	0.00	0	0	0.0
		16025	みりん 本みりん	6	14	0.0	0.0	0	2.6	0.0	0	4	0	5	0	0	0	0.0	0.01	0.01	0	0	0.0
		17007	こいくちしょうゆ	18	14	1.1	0.0	0	1.5	0.0	1026	70	5	29	0.3	0.2	0	0.0	0.01	0.03	6	0	2.6
		17021	かつお・昆布だし 荒節・昆布だし	150	3	0.3	0.0	0	0.6	0.0	51	95	5	20	0	0.0	0	0.0	0.02	0.02	2	0	0.2
	水			200	0	0	0	0	0	0	0	0	0	0	0	0	0	0	0	0	0	0	0
昼食計				620	401	12.7	12.3	14	54.5	4.6	2178	689	93	215	1.6	1.5	128	0.3	0.30	0.18	57	5	5.5
間食 16:00 (ミスタードーナツ)	ドーナツ	15078	ケーキドーナツ プレーン	65	239	4.3	7.3	59	38.2	0.8	104	78	27	62	0.4	0.3	35	0.6	0.05	0.08	10	0	0.3
		16047	コーヒー飲料 乳成分入り 加糖	185	70	1.3	0.4	0	15.4	0.0	56	111	41	35	0	0.2	0	0	0.02	0.07	0	0	0.2
間食計				250	309	5.6	7.7	59	53.6	0.8	160	189	68	97	0.6	0.5	35	0.6	0.07	0.15	10	0	0.5

夕食	ごはん	1083	精白米 うるち米	72	246	3.8	0.6	0	54.4	0.4	1	4	68	0.6	1.0	0	0.0	0.06	0.01	9	0	0.0
19:00	かれいの照り焼き	10100	まがれい	85	76	15.1	0.9	60	1.9	0	64	37	170	0.2	0.7	4	11.1	0.03	0.3	3	1	0.3
(自宅)		4038	焼き豆腐	50	41	3.9	2.6	0	0.3	0.3	281	75	55	0.8	0.4	0	0.0	0.04	0.02	6	0	0
		3003	車糖 上白糖	4.5	18	0	0	0	4.5	0	2	0	0	0	0	0	0.0	0	0	0	0	0
		17007	こいくちしょうゆ	9	7	0.5	0	0	0.8	0	45	3	14	0.2	0.1	0	0.0	0	0.02	3	0	1.3
	じゃがいものきんぴら	2017	じゃがいも 塊茎 皮なし 生	110	65	1.4	0	0	9.4	9.8	513	35	4	52	0.4	0.2	0	0.0	0.1	0.03	22	0	0
		6214	にんじん 根 皮なし 生	30	10	0.2	0	0	1.8	0.8	1	451	7	8	0.1	0.1	189	0.0	0.01	0.01	7	1	0
		14006	調合油	6	53	0	5.8	0	0.2	0	7	4	90	0	0	0	0.0	0	0	0	0	0
		17007	こいくちしょうゆ	11	8	0.7	0	0	0.9	0	627	43	3	18	0.2	0.1	0	0.0	0.01	0.02	4	0	1.6
		3003	車糖 上白糖	4	3	0.2	0	0	0.3	0	228	16	1	6	0.1	0	0	0.0	0	0.01	1	0	0.6
	だいこんのみそ汁	6134	だいこん 根 皮なし 生	50	8	0.2	0	0	1.4	0.7	9	115	12	9	0.1	0.1	0	0.0	0.01	0.01	17	6	0
		9044	カットわかめ 乾	1	2	0.1	0	0	0.1	0.4	93	4	9	3	0.1	0	2	0.0	0	0	0	0	0.2
		17045	米みそ 淡色辛みそ	9	16	1	0.5	0	1.7	0.4	441	34	9	15	0.4	0.1	0	0.0	0	0.01	6	0	1.1
		17021	かつお・昆布だし 荒節・昆布だし	150	3	0.3	0	0	0.6	0	51	95	5	20	0	0	0	0.0	0.02	0.02	2	0	0.2
	りんご	7148	りんご 皮なし 生	130	69	0.1	0	0	15.9	1.8	0	156	4	16	0.1	0	1	0.0	0.03	0	3	5	0
	夕食計			721.5	625	27.5	10.4	60	94.2	14.6	2067	1429	173	454	3.3	2.8	196	11.1	0.31	0.46	83	44	5.3
1 日合計				2078.7	1988	71.3	55.6	378	278.9	27.0	5496	3039	712	1289	7.5	7.6	643	14.1	0.92	1.37	278	81	14.0

エネルギー及び栄養素摂取量の計算に役立つ資料

表4-8 揚げ物の吸油率

揚げる前の材料（衣は含まない）に対する
揚げた後（揚げる前の材料＋衣）の吸油量の割合
冷凍食品は衣を含めた全重量に対しての吸油率の割合

	材料・料理	吸油率(%)
素揚げ	かぼちゃ	7
	なす	14
	じゃが芋（拍子切）	4
	じゃが芋（スライス）	15
	春巻き	12
唐揚げ 片栗粉または小麦粉をまぶして揚げる	鶏肉	4
	サバ	5
	アジ，豆腐	6
	小アジ	13
天ぷら 衣は小麦粉、卵、水	エビ	12
	キス，イカ	18
	さつま芋	12
	かぼちゃ，なす	18
	さやいんげん	30
フライ パン粉揚げ 衣は小麦粉、とき卵、乾燥パン粉	ポテトコロッケ	8
	タラフライ	10
	エビフライ	13
	チキンカツ，ロースカツ	14
	イカリングフライ	18
	カキフライ	33
冷凍食品	野菜コロッケ	16
	エビフライ	25
	白身魚フライ	27

出所）『調理のためのベーシックデータ（第6版）』p.16-27
女子栄養大学出版部，2022

表4-9 揚げ物の衣

材料・場所 料理	小麦粉 家庭	小麦粉 外食	卵 家庭	卵 外食	パン粉 家庭	パン粉 外食	油 家庭	油 外食
天ぷら	20%	35%	10%	5%			10〜15%	25%
フライ	5%	10%	10%	5%	8%	10%	15%	20%
唐揚げ	5%						8%	8%

注）数値は『食品成分表』『外食のカロリーガイド』『栄養と料理』および実験値より作成。

表4-10 糖分・塩分の調味%

	料理名	調味対象	塩分	糖分	メモ
汁物	スープ	だし	0.2〜0.5		
	みそ汁	だし	0.6〜0.8		だしの味が濃い場合は，
	すまし汁	だし	0.5〜0.7		塩分をうすくできる。
	けんちん汁	だし	0.6〜0.7		
焼き物	魚の塩焼き	魚	1〜3		鮮度，魚の種類による
	魚のムニエル	魚	0.5〜1		
	豚肉のくわ焼き	肉	1〜1.5	2〜3	
	ハンバーグ	材料※1	0.4〜0.6		※1 全材料に対して
煮物	魚の煮つけ	魚	1.5〜2※2	2〜7※2	※2 鮮度，魚の種類による
	サバのみそ煮	魚	1.2〜2	6〜8	
	里芋の煮物	芋	0.8〜1.2	4〜6	
	いりどり	材料※3	1〜1.2	4〜6	※3 全材料に対して
	青菜の煮浸し	青菜	0.8	1	
	乾物の煮物	材料※4	1〜1.5	4〜15	※4 戻した材料に対して
ごはん	炊き込みごはん	米	1.5		
	すしめし	米	1〜1.5※5	2〜5	酢 12〜15%，※5めしに対して0.6〜0.8%
	チャーハン	めし	0.5〜0.8		油 5〜8%
その他	お浸し	材料※6	0.8〜1		※6 ゆでる前の材料に対して
	野菜の炒め物	材料※7	0.5〜1	0.5	油 5〜10%，※7 全材料に対して
	茶わん蒸し	卵液	0.3〜0.6		
	野菜の即席漬け	材料	1.5〜2		

資料）女子栄養大学調理学研究室・調理科学研究室 編
出所）『八訂 食品成分表2025』p.452，女子栄養大学出版部，2025

表4-11 置き換え食品

食品 → 置き換え後
十二穀ブレッド → ライ麦食パン
玄米フレーク → コーンフレーク
おぼろ豆腐 → ソフト豆腐
きび砂糖 → 三温糖
焼きドーナツ → イーストドーナツ
ラスク → ハードビスケット

出所）『食事調査マニュアル改訂4版』p.63，南山堂，2024 を一部改変

表4-12 分解食品（複数の食品番号を組み合わせた食品）

食品	分解後
ベーグル（果実入り）	ベーグル 95：ブルーベリージャム 5
ハムエッグパン	デニッシュパン 70：ハム 10：卵 20
レーズンクルミパン	ブドウパン 95：クルミ 5
チーズパン	ロールパン 85：プロセスチーズ 15
イボダイ干物	イボダイ 100：食塩 2%
ミックスベジタブル	スイートコーン 40：グリーンピース水煮缶 30：にんじん 30
スイートポテト	さつま芋 70：バター 12：砂糖 13：卵黄 5
エクレア	シュークリーム 90：ミルクチョコ 10
チョコレートムース	ババロア 90：チョコレート 10
シーフードミックス	ブラックタイガー 30：いか 40：あさり 30
天かす	調合油 50：天ぷら粉 40：水 10

注）はかった加工品100gに対する食品の構成比，付加した調味料，揚げ油は素材重量に対する比率(%)
出所）『食事調査マニュアル改訂4版』p.63，南山堂，2024 より改変

第 5 章

栄養バランスのとれた献立づくり

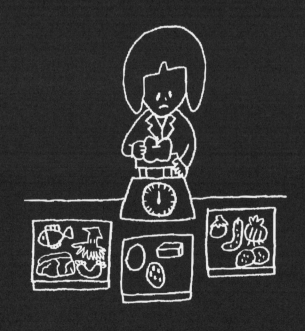

四群点数法で献立づくり

この章では、四群点数法を用いた献立づくりに挑戦します。ところで、よい献立とはいったいどのようなものなのでしょうか。

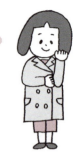

1 よい献立とは？

　衛生的で、見た目に美しく盛りつけられ、旬の食材がじょうずに組み合わされ、好みに合った味つけがされた料理で構成された献立は、望ましい献立です。しかしながら、それだけではよい献立とはいえません。食品から摂取されるエネルギーや栄養素が、私たちの健康を維持・増進するために見合ったものであることもたいせつな献立の要素です。

　本章では、健康の維持・増進を目的として、どのような食品をどれだけ食べることで、望ましいエネルギーや栄養素を摂取することが可能となるのか、そのための献立の立てかたについて四群点数法を用いて解説をします。1日に食べるとよい食材の種類と量を把握し、野菜や乳製品などの不足しがちな食材を優先的にとり入れ、卵・肉・魚・豆製品などを偏りなく使ったうえで、エネルギーを調整するために穀類や油脂の量に気をつける、といった手順です。四群点数法はこれらをわかりやすくシンプルに実現できます。

2 1食の料理の組み合わせ

　基本的な献立の方式は、ごはんなどの「主食」に、肉や魚などたんぱく質素材のメインのおかずである「主菜」、みそ汁などの汁物、野菜やきのこなどのおかずである「副菜」をセットにしたものです。最もシンプルなものを「一汁二菜」とよび、汁物と主菜と副菜が各1つずつの献立を指します。たとえば、ごはん、かきたま汁、ブリの照り焼き、ほうれんそうのごまあえ、といったようなセットです。その他に「一汁三菜」では、魚や肉のおかずに、野菜のおかず1品、そして大豆製品や芋などのおかずをさらに1品、という形式もあります。先ほどの献立に、里芋の煮物がさらに1品つくというイメージです（図5-1）。

　洋風や中華風等の献立でも考えかたは同じで、主食はパンやめん類などになることもあります。丼ものでは、たとえば親子丼のように、主食と主菜を兼ねたものもあります。主菜には肉や魚以外にも、チーズなど乳製品を使ったり、オムレツなど卵を使ったり、豆腐ステーキなど豆製品を使うことも含まれます。オムレツの横にじゃが芋ソテーを盛りつけるなど、主菜といっしょに副菜を盛りつける場合も、栄養的には二菜と数えられる場合があります。

図 5-1 一汁二菜，一汁三菜の例

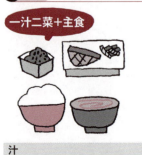
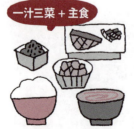

		和食		洋食
一汁二菜	汁	かきたま汁	汁	スープ
	主菜	ブリの照り焼き （焼きピーマン，たまねぎ添え）	主菜	オムレツ
	副菜	ほうれんそうのごまあえ	副菜	生野菜サラダ
一汁三菜	汁	かきたま汁	汁	スープ
	主菜	ブリの照り焼き （焼きピーマン，たまねぎ添え）	主菜	オムレツ
	副菜	里芋の煮物 ほうれんそうのごまあえ	副菜	生野菜サラダ じゃが芋ソテー

3　1日の食事をととのえる

　朝はトーストとコーヒー，お昼はおにぎりとお茶，夜はパスタ，という食べかたをしている人も世の中には多くいます。ではなぜ，そうした"主食（穀類）単品食べ"はダメなのでしょうか。おかずや野菜料理が栄養学的に必要なのには理由があります。図5-2にあるように，食事の栄養価にこれだけの差が出てくるのです。よい献立とは，必要な栄養素がそろった状態を指します。摂取したエネルギーは，ビタミンやミネラルの力を借りて体内で活用されるので，それらがそろわないと，うまく利用できなくなります。昼食などで外食やコンビニのお世話になる場合でも，野菜料理やおかずをちょっとプラスして，主食・主菜・副菜の3つをととのえることを心がけてみましょう。

表5-1　十分な食事と不十分な食事の点数比較

献立（十分な食事）

食パン1枚	60g	4群	1.9点
バター	5g	4群	0.4点
目玉焼き　ほうれんそうソテー			
卵	55g	1群	1.0点
ほうれんそう	70g	3群	0.2点
油	4g	4群	0.4点
牛乳	120g	1群	0.9点
りんご	100g	3群	0.7点
合計			5.5点

献立（不十分な食事）

食パン1枚	60g	4群	1.9点
バター	11g	4群	1.0点
いちごジャム	15g	4群	0.5点
りんご	150g	3群	1.0点
紅茶2杯			
砂糖	21g	4群	1.0点
合計			5.4点

図5-2　十分な食事と不十分な食事の栄養価比較

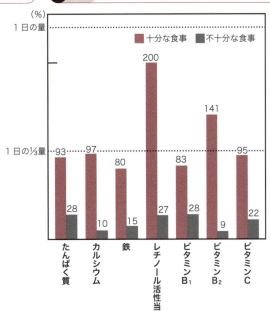

4　朝・昼・夕食の献立をイメージする

　献立を立てるために，栄養バランスのととのった食品の組み合わせを考えることは最も重要なことです。しかし，そればかり考えてしまい，結局，高額な食材やむずかしい調理方法を選んでしまったり，好みに合わない食材を選んでしまったりというようなことはよくあることです。そこで，朝・昼・夕のそれぞれの献立を頭の中でイメージしたり，絵に書いたりしてみましょう。色合いが悪い，同じ調理法が重なっているなど，さまざまな問題点を発見することができます。

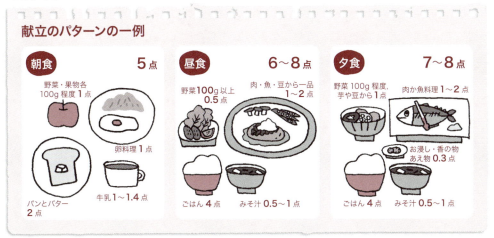

献立のパターンの一例

四群点数法の実践

それでは、食事全体のエネルギー量や栄養バランスをととのえつつ、四群点数法による献立を立ててみましょう。

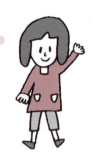

1　1日の総点数と各食品群への配分を決める

　1日のエネルギー摂取量は個人ごとに大きく異なります。自分に適した点数を求めるためには、推定エネルギー必要量を80kcalで割ります。たとえば、1日あたりの推定エネルギー必要量が2000kcalの場合、1日あたりの合計点数は25点（2000kcal÷80kcal）となります。

　ここでは、話をわかりやすくするために、まずは1日20点（1600kcal）を考えてみましょう。20点というのは、18～29歳女性、身体活動レベル 低いの必要量にほぼ相当します。活動的な日常生活を過ごす多くの成人の場合、1日20点以上は最低でも必要となります。つまり、20点は活動量の少ない人もかならずとるべき量と理解してください。

　20点の振り分けについては**表5-2**を参照してください。3点分ずつ（240kcal相当ずつ）を、第1群～第3群に振り分け、さらに、残りの点数を第4群に振り分けます。第1群～第3群を3点ずつとることで、たんぱく質、ビタミン類、ミネラル、食物繊維など、体をつくり、代謝を調節するほとんどの栄養素を十分摂取することが可能となります。たとえば、第1群2点、第2群4点、第3群3点や、第1群4点、第2群3点、第3群2点というとりかたでは、いくら合計が9点であっても必要となるすべての栄養素をバランスよく摂取することはできません。

　エネルギー必要量が高く総点数の多い人の場合には、各食品群の点数をさらに増やすことが可能です。第4群の穀類を増やしたり、第2群の肉や魚を増やしたりして調節をします。ときには、第4群の菓子や飲み物を総点数の1割以内でなら増やしてもよいでしょう。その場合にも、第1群から第3群は最低でも「3・3・3」という考えかたは変わりません。20点はあくまでも目安の点数配分であり、ライフステージや生活習慣が変われば、総点数や配分は変わります。年齢別・性別・身体活動レベル別の点数構成と食品構成を**表5-3**、**表5-4**に示しました。しかし、これらはあくまでも参考ですので、3・3・3を守ったうえで、点数配分は個人の食習慣に合わせて自由に調整しましょう。

表5-2　20点の振り分け（目安となる点数配分）

♠第1群	♥第2群	♣第3群	♦第4群	計
3	3	3	11	20

2　食品グループのとりかたを知る

　1つの食品群にはいくつかの食品グループが含まれます。たとえば、第1群は乳・乳製品のグループと卵のグループが同居しています。良質なたんぱく質やビタミンB_2を多く含むという点では共通していますが、乳・乳製品はカルシウムが多いのに、卵はそれほど多くありません。また、卵はコレステロールを多く含みますが、乳・乳製品はそれほどではありません。そのため、第1群に振り分けられた3点を、仮にすべて卵でとると決めてしまった場合、コレステロール過剰、カルシウム不足になってしまいます。そのため、四群点数法では、乳・乳製品2点、卵1点というように、栄養バランスがさらによくなるためのおおよそのとりかたを示しています。

　このように、各食品群に含まれる食品グループのとりかたにも、ちょっとしたルールがあることを覚えてください。

第1群 ♠ 乳・乳製品2点（250g分）＋卵1点（55g分）が基本

第1群に含まれる乳・乳製品と卵はいずれも良質なたんぱく質やビタミンB₂の供給源です。その点は共通していますが，カルシウムとコレステロールの含有量は異なります。カルシウムを満たすためにも乳・乳製品には2点を振り分けましょう。卵は1日1点（1個分）が基本です。

第2群 ♥ 魚1点（50g）＋肉1点（50g）＋豆・豆製品1点（80g）が基本

第2群に含まれる魚，肉，豆・豆製品はいずれも良質なたんぱく質の供給源です。肉は血中コレステロール上昇作用のある飽和脂肪酸を多く含んでいますが，魚にはEPA，DHAといった血栓症予防効果のある脂肪酸が多く含まれています。また，豆・豆製品にはリノール酸とよばれる血中コレステロール低下作用のある脂肪酸が含まれます。脂質の質の面から，魚，肉，豆・豆製品はいずれかに偏ることなく，3回の食事にじょうずに分けて使用しましょう。また，不足しがちな鉄分は赤身肉や貝類，ビタミンDの補給にはサケなどの魚類も取り入れるとよいでしょう。

第3群 ♣ 野菜1点（350g，うち1/3以上は緑黄色野菜），芋1点（100g），果物1点（150g）が基本

第3群に分類されている3つの食品グループは，ビタミンやミネラル，食物繊維を含むという点で共通しています。しかし，緑黄色野菜は淡色野菜に比べてβ-カロテンが多く含まれるため，野菜1日350gのうち1/3（120g）以上はとりましょう。野菜はエネルギーの低いものが多く，1回使用量を点数化しても0.1点に満たないことがよく起こります。そこで，それぞれの摂取重量を足し算し，1日分の合計摂取量を350gで割って点数化します。

果物は特にビタミンCの給源であり，また，体によいさまざまな色素を含んでいます。やはり，野菜，芋，果物はどれかに偏ることなくまんべんなく摂取することがたいせつです。なお，四群点数法では，野菜の摂取量に海藻やきのこの摂取量も含めて考えます。海藻やきのこは食物繊維，カルシウム，鉄などのよい供給源となります。

第4群 ♦ 穀類9点＋油脂1.5点（植物油で大さじ1強）＋砂糖0.5点（大さじ1強）が基本

この他，菓子，嗜好飲料，種実も第4群に含まれます。第4群に分類されている食品グループは，炭水化物や脂質を多く含み，エネルギー源となるという点においては共通しています。しかし，穀類だけは別格で，炭水化物が多いという特徴に加え，たんぱく質をはじめビタミンB₁や亜鉛や銅などの微量ミネラルも豊富に含まれます。仮に，第4群を菓子や嗜好飲料だけでとってしまうと，ビタミンや微量ミネラルが不足してしまいます。同じ第4群だからといって，穀類の代わりに菓子や清涼飲料水に置き換えてしまうことはやめましょう。重要なことは，第4群では穀類を中心に摂取することです。

献立作成のフローチャート

- **Step 1** 1日の総点数を決める。
- **Step 2** 4つの食品群への点数の振り分けを決める。
- **Step 3** 3回の食事への点数の振り分けを決める。
- **Step 4** 主食の食材を決め，おおよその献立パターン（和食，洋食，中華）を想定。
- **Step 5** 主菜の食材を決め，料理方法を決める。
- **Step 6** 副菜や汁物の食材を決め，料理方法を決める。
- **Step 7** 調理するさいの時間配分を考え，むりのある場合には献立を修正する。その他，彩りや旬の食材，味つけなどについてもチェックをする。

表5-3 4つの食品群の年齢別・性別・身体活動レベル別点数構成（参考表）

（1人1日あたりの点数1点=80kcal）

身体活動レベル	年齢/性	第1群 乳・乳製品 男	女	卵 男	女	第2群 魚介・肉 男	女	豆・豆製品 男	女	第3群 野菜 男	女	芋 男	女	果物 男	女	第4群 穀類 男	女	油脂 男	女	砂糖 男	女	合計点 男	女
身体活動レベル 低い	6〜7歳	2.0	2.0	0.5	0.5	1.5	1.5	1.0	1.0	1.0	1.0	0.5	0.5	1.0	1.0	7.5	6.5	1.0	1.0	0.2	0.2	16.2	15.2
	8〜9歳	2.5	2.5	1.0	1.0	2.0	1.5	1.0	1.0	1.0	1.0	0.5	0.5	1.0	1.0	8.5	7.5	1.0	1.0	0.5	0.5	19.0	17.5
	10〜11歳	2.5	2.5	1.0	1.0	2.0	2.0	1.0	1.0	1.0	1.0	1.0	1.0	1.0	1.0	11.5	10.5	1.5	1.5	0.5	0.5	23.0	22.0
	12〜14歳	3.0	3.0	1.0	1.0	3.0	2.5	1.0	1.0	1.0	1.0	1.0	1.0	1.0	1.0	14.0	12.0	2.0	2.0	0.5	0.5	27.5	25.0
	15〜17歳	2.5	2.5	1.0	1.0	3.0	2.5	1.0	1.0	1.0	1.0	1.0	1.0	1.0	1.0	16.0	11.5	2.5	2.0	0.5	0.5	29.5	24.0
	18〜29歳	2.5	2.0	1.0	1.0	3.5	2.0	1.0	1.0	1.0	1.0	1.0	1.0	1.0	1.0	13.0	9.5	2.0	1.5	0.5	0.5	26.5	20.5
	30〜49歳	2.0	2.0	1.0	1.0	3.5	2.0	1.0	1.0	1.0	1.0	1.0	1.0	1.0	1.0	15.0	10.0	1.5	1.5	0.5	0.5	28.0	21.0
	50〜64歳	2.0	2.0	1.0	1.0	3.5	2.0	1.0	1.0	1.0	1.0	1.0	1.0	1.0	1.0	14.0	9.0	1.5	1.5	0.5	0.5	27.0	20.0
	65〜74歳	2.0	2.0	1.0	1.0	3.5	2.0	1.0	1.0	1.0	1.0	1.0	1.0	1.0	1.0	12.5	9.0	1.5	1.0	0.5	0.5	25.0	19.5
	75歳以上	2.0	1.5	1.0	1.0	3.0	1.5	1.0	1.0	1.0	1.0	1.0	1.0	1.0	1.0	10.0	8.0	1.5	1.0	0.5	0.2	22.0	17.2
	妊婦初期		2.0		1.0		2.0		1.0		1.0		1.0		1.0		10.0		1.5		0.5		21.0
	妊婦中期		2.0		1.0		2.5		1.0		1.0		1.0		1.0		12.0		1.5		0.5		23.5
	妊婦末期		2.0		1.0		3.5		1.0		1.0		1.0		1.0		13.5		2.0		0.5		26.5
	授乳婦		2.0		1.0		3.5		1.0		1.0		1.0		1.0		12.0		2.0		0.5		25.0
身体活動レベル ふつう	1〜2歳	2.0	2.0	0.5	0.5	1.0	1.0	0.5	0.5	0.5	0.5	0.5	0.5	0.5	0.5	5.0	4.5	0.5	0.5	0.1	0.1	11.1	10.6
	3〜5歳	2.0	2.0	0.5	0.5	1.0	1.0	1.0	1.0	1.0	1.0	0.5	0.5	1.0	1.0	7.0	6.5	1.0	1.0	0.2	0.2	15.2	14.7
	6〜7歳	2.0	2.0	1.0	1.0	1.5	1.5	1.0	1.0	1.0	1.0	0.5	0.5	1.0	1.0	9.0	7.5	1.0	1.0	0.5	0.5	18.5	17.0
	8〜9歳	2.5	2.5	1.0	1.0	2.5	1.5	1.0	1.0	1.0	1.0	0.5	1.0	1.0	1.0	10.5	9.5	1.5	1.5	0.5	0.5	22.0	20.0
	10〜11歳	2.5	2.5	1.0	1.0	3.0	2.0	1.0	1.0	1.0	1.0	1.0	1.0	1.0	1.0	13.5	12.5	2.0	2.0	0.5	0.5	26.5	24.5
	12〜14歳	3.0	3.0	1.0	1.0	3.5	2.5	1.0	1.0	1.0	1.0	1.0	1.0	1.0	1.0	16.5	15.5	2.5	2.0	0.5	0.5	31.0	28.5
	15〜17歳	2.5	2.5	1.0	1.0	4.0	2.5	1.0	1.0	1.0	1.0	1.0	1.0	1.0	1.0	18.5	15.0	3.0	2.0	0.5	0.5	33.5	27.5
	18〜29歳	2.5	2.0	1.0	1.0	3.5	2.5	1.0	1.0	1.0	1.0	1.0	1.0	1.0	1.0	17.0	12.0	3.0	1.5	0.5	0.5	31.5	23.5
	30〜49歳	2.0	2.0	1.0	1.0	4.0	2.5	1.0	1.0	1.0	1.0	1.0	1.0	1.0	1.0	17.5	13.0	3.0	1.5	0.5	0.5	32.0	24.5
	50〜64歳	2.0	2.0	1.0	1.0	4.0	2.5	1.0	1.0	1.0	1.0	1.0	1.0	1.0	1.0	17.0	12.0	2.5	1.5	0.5	0.5	31.0	23.5
	65〜74歳	2.0	2.0	1.0	1.0	3.5	2.5	1.0	1.0	1.0	1.0	1.0	1.0	1.0	1.0	15.0	10.5	2.0	1.5	0.5	0.5	28.0	22.0
	75歳以上	2.0	2.0	1.0	1.0	3.0	2.5	1.0	1.0	1.0	1.0	1.0	1.0	1.0	1.0	14.5	9.0	1.5	1.0	0.5	0.5	26.5	20.5
	妊婦初期		2.0		1.0		2.5		1.0		1.0		1.0		1.0		13.0		1.5		0.5		24.5
	妊婦中期		2.0		1.0		3.0		1.0		1.0		1.0		1.0		14.5		2.0		0.5		27.0
	妊婦末期		2.0		1.0		4.0		1.0		1.0		1.0		1.0		16.0		2.5		0.5		30.0
	授乳婦		2.5		1.0		4.0		1.0		1.0		1.0		1.0		15.0		2.0		0.5		29.0
身体活動レベル 高い	6〜7歳	2.0	2.0	1.0	1.0	2.0	2.0	1.0	1.0	1.0	1.0	0.5	0.5	1.0	1.0	11.0	10.0	1.0	1.0	0.5	0.5	21.0	20.0
	8〜9歳	2.5	2.5	1.0	1.0	2.0	2.0	1.0	1.0	1.0	1.0	0.5	0.5	1.0	1.0	12.5	11.0	2.0	1.5	0.5	0.5	25.0	22.0
	10〜11歳	2.5	2.5	1.0	1.0	3.0	2.5	1.0	1.0	1.0	1.0	1.0	1.0	1.0	1.0	16.0	15.0	2.0	1.5	0.5	0.5	29.0	27.5
	12〜14歳	3.0	3.0	1.0	1.0	4.0	3.5	1.0	1.0	1.0	1.0	1.0	1.0	1.0	1.0	19.5	17.5	2.5	2.0	0.5	0.5	34.5	32.0
	15〜17歳	3.0	2.5	1.0	1.0	4.5	3.5	1.5	1.0	1.0	1.0	1.0	1.0	1.0	1.0	21.0	16.5	3.0	2.0	0.5	0.5	37.5	30.0
	18〜29歳	3.0	2.5	1.0	1.0	4.5	3.0	1.5	1.0	1.0	1.0	1.0	1.0	1.0	1.0	20.0	14.0	3.0	2.0	0.5	0.5	36.5	27.0
	30〜49歳	3.0	2.0	1.0	1.0	4.5	3.0	1.5	1.0	1.0	1.0	1.0	1.0	1.0	1.0	20.5	15.5	3.0	2.0	0.5	0.5	37.0	28.0
	50〜64歳	2.5	2.0	1.0	1.0	4.5	3.0	1.5	1.0	1.0	1.0	1.0	1.0	1.0	1.0	20.0	14.0	2.5	2.0	0.5	0.5	35.5	26.5
	65〜74歳	2.5	2.0	1.0	1.0	4.5	3.0	1.0	1.0	1.0	1.0	1.0	1.0	1.0	1.0	16.5	12.5	2.5	1.5	0.5	0.5	32.0	24.5
	授乳婦		2.5		1.0		4.5		1.0		1.0		1.0		1.0		17.5		2.5		0.5		32.5

1) 野菜はきのこ，海藻を含む。また、野菜の1/3以上は緑黄色野菜でとることとする。
2) エネルギー量は、「日本人の食事摂取基準（2025年版）」の参考表・推定エネルギー必要量の93〜97％の割合で構成してある。各人の必要に応じて適宜調整すること。
3) 食品構成は「日本食品標準成分表（八訂）増補2023年」で計算。
4) 妊娠期・授乳期は30〜49歳女性の推定エネルギー必要量を基準に算定した。

表5-4 4つの食品群の年齢別・性別・身体活動レベル別食品構成（参考表）

（1人1日あたりの重量=g）

身体活動レベル	年齢/性	第1群 乳・乳製品 男	第1群 乳・乳製品 女	第1群 卵 男	第1群 卵 女	第2群 魚介・肉 男	第2群 魚介・肉 女	第2群 豆・豆製品 男	第2群 豆・豆製品 女	第3群 野菜 男	第3群 野菜 女	第3群 芋 男	第3群 芋 女	第3群 果物 男	第3群 果物 女	第4群 穀類 男	第4群 穀類 女	第4群 油脂 男	第4群 油脂 女	第4群 砂糖 男	第4群 砂糖 女
身体活動レベル 低い	6～7歳	250	250	30	30	80	80	60	60	270	270	50	50	120	120	200	170	10	10	5	5
	8～9歳	300	300	55	55	100	80	70	70	300	300	60	60	150	150	220	200	10	10	10	10
	10～11歳	320	320	55	55	100	100	80	80	300	300	100	100	150	150	300	270	15	15	10	10
	12～14歳	380	380	55	55	150	120	80	80	350	350	100	100	150	150	360	310	20	20	10	10
	15～17歳	320	320	55	55	150	120	80	80	350	350	100	100	150	150	420	300	25	20	10	10
	18～29歳	300	250	55	55	170	100	80	80	350	350	100	100	150	150	340	240	20	15	10	10
	30～49歳	250	250	55	55	170	100	80	80	350	350	100	100	150	150	380	250	20	15	10	10
	50～64歳	250	250	55	55	170	100	80	80	350	350	100	100	150	150	360	230	20	15	10	10
	65～74歳	250	250	55	55	170	100	80	80	350	350	100	100	150	150	320	230	15	10	10	10
	75歳以上	250	200	55	55	140	80	80	80	350	350	100	100	150	150	260	200	15	10	10	5
	妊婦初期		250		55		100		80		350		100		150		260		15		10
	妊婦中期		250		55		120		80		350		100		150		310		15		10
	妊婦末期		250		55		160		80		350		100		150		340		20		10
	授乳婦		250		55		160		80		350		100		150		300		20		10
身体活動レベル ふつう	1～2歳	250	250	30	30	50	50	40	40	180	180	50	50	100	100	120	110	5	5	3	3
	3～5歳	250	250	30	30	60	50	60	60	240	240	50	50	120	120	190	170	10	10	5	5
	6～7歳	250	250	55	55	80	80	60	60	270	270	60	60	120	120	230	200	10	10	10	10
	8～9歳	300	300	55	55	120	80	80	80	300	300	60	60	150	150	270	240	15	15	10	10
	10～11歳	320	320	55	55	150	100	80	80	350	350	100	100	150	150	350	320	20	20	10	10
	12～14歳	380	380	55	55	170	120	80	80	350	350	100	100	150	150	430	390	25	20	10	10
	15～17歳	320	320	55	55	200	120	80	80	350	350	100	100	150	150	480	380	30	20	10	10
	18～29歳	300	250	55	55	180	100	80	80	350	350	100	100	150	150	430	310	30	15	10	10
	30～49歳	250	250	55	55	200	100	80	80	350	350	100	100	150	150	450	330	30	15	10	10
	50～64歳	250	250	55	55	200	100	80	80	350	350	100	100	150	150	440	300	25	15	10	10
	65～74歳	250	250	55	55	180	100	80	80	350	350	100	100	150	150	380	270	20	15	10	10
	75歳以上	250	250	55	55	160	120	80	80	350	350	100	100	150	150	370	230	15	15	10	10
	妊婦初期		250		55		120		80		350		100		150		340		15		10
	妊婦中期		250		55		150		80		350		100		150		370		20		10
	妊婦末期		250		55		200		80		350		100		150		400		25		10
	授乳婦		320		55		200		80		350		100		150		380		20		10
身体活動レベル 高い	6～7歳	250	250	55	55	100	100	60	60	270	270	60	60	120	120	290	260	10	10	10	10
	8～9歳	300	300	55	55	140	100	80	80	300	300	60	60	150	150	320	290	20	15	10	10
	10～11歳	320	320	55	55	160	130	80	80	350	350	100	100	150	150	420	380	20	20	10	10
	12～14歳	380	380	55	55	200	170	80	80	350	350	100	100	150	150	510	450	25	25	10	10
	15～17歳	380	320	55	55	220	170	100	80	350	350	100	100	150	150	550	430	30	20	10	10
	18～29歳	380	300	55	55	220	150	100	80	350	350	100	100	150	150	510	360	30	20	10	10
	30～49歳	380	300	55	55	220	150	100	80	350	350	100	100	150	150	530	390	30	20	10	10
	50～64歳	320	250	55	55	220	150	100	80	350	350	100	100	150	150	510	360	25	20	10	10
	65～74歳	320	250	55	55	220	150	100	80	350	350	100	100	150	150	420	320	25	15	10	10
	授乳婦		320		55		220		80		350		100		150		450		25		10

1) 野菜はきのこ、海藻を含む。また、野菜の1/3以上は緑黄色野菜でとることとする。
2) エネルギー量は、「日本人の食事摂取基準（2025年版）」の参考表・推定エネルギー必要量の93～97％の割合で構成してある。各人の必要に応じて適宜調整すること。
3) 食品点数構成は「日本食品標準成分表（八訂）増補2023年」で計算。
4) 妊娠期・授乳期は30～49歳女性の推定エネルギー必要量を基準に算定した。

③ 1日の各食事への点数の振り分けを考える

献立作成の第一歩として，朝・昼・夕食に1日の点数をどのように振り分けるかを考えます。よい食習慣を考えるうえでは，1日3回の食事をとることが基本です。また，どれかの食事のみに偏らず，できるだけ均等に配分します。

とはいうものの，あまり堅苦しく考えることもありません。自分のライフスタイルに合わせて，間食や夜食を設けるのもよいでしょうし，昼食はしっかり食べて夕食は軽めにしようというのもよいでしょう。しかし，はじめから，朝食は欠食しよう，などと考えずに，朝早めに起きてがんばって食べようという目標を立ててください。

1 考えかた・振り分けの手順

四群点数法で20点（1600kcal）の食事をする場合の基本モデルとして，朝食・昼食・夕食で各6点（480kcal），プラス間食で2点（160kcal）をとる例を使って解説します。そのさい自分の食習慣に合わせ20点を各食事へおおよそ振り分けてみます。ここでは，あくまでも大雑把な振り分けでよく，献立を詳細に決めていくさいに多少修正するのでかまいません。

表5-5 の振り分け例に従って説明していきます。

朝食については，第1群の卵と乳製品から2点，第3群の野菜や果物から1点，そして第4群の穀類などから3点としました。具体的には，卵料理と温野菜サラダ，チーズトーストと果物，というイメージです。マヨネーズなどの油脂も第4群に含みます。

表5-5 各食事への点数の振り分け例

	第1群	第2群	第3群	第4群	計
朝	2		1	3	6
昼	1	1	1	3	6
間食				2	2
夕		2	1	3	6
計	3	3	3	11	20

昼食は，第1群1点，第2群1点，第3群1点，第4群3点としました。たとえばきつねうどん，ほうれんそうときのこのあえ物，ヨーグルト，といった具合です。

夕食については，第2群から2点，第3群から1点，第4群から3点としました。たとえば野菜とサケのホイル焼き，トマトサラダ，じゃが芋ポタージュ，ごはんなどです。

1）おやつ（間食）をとりたい

この例では，おやつ（間食）をとると仮定して，20点のうち2点をおやつに振り分けました。おやつというと，市販のスナック菓子や清涼飲料水を思い浮かべがちですが，ヨーグルトやチーズなどで第1群を増やしたり，果物で第3群を増やしたりする方法をおすすめします。どうしてもケーキやクッキーなど甘い物を欲しい場合は，1日の総点数の1割まで，決してそれ以上にならないように注意しながらとり入れることも可能です。

2）夕食をしっかり食べたい

夕食はゆっくり食べたいので，できるだけ夜に重きをおきたい，という場合には，朝5点，昼6点，夕9点というように振り分けをアレンジすることも可能です。ただし夜は活動量が少なくなるので，エネルギーが夜に偏ることで体脂肪が増えてしまう原因になることも考えられます。原則的には，夕食への配分はあまり大きくしすぎないようにしなければなりません。

3）夜食をとるとき

夜勤などで夜食をとる習慣のある人では，朝5点，昼6点，夕6点，夜食3点などのように振り分けることもできます。食事内容も夜食には消化のよい素材や調理を施したものにすると質のよい睡眠がとれ，肥満防止になります。具体的には脂質の少ない白身魚などのたんぱく質に，消化のよいうどんのような炭水化物，刻んだ野菜などです。

④ 献立を考える

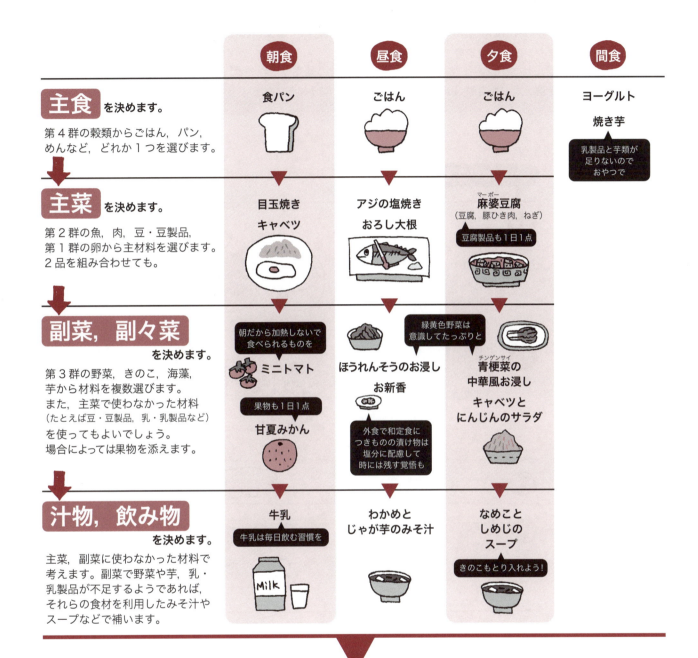

正確には各群の「点数」を考え合わせることでエネルギーの過不足なく各栄養素が摂取できますが，
**上のように4つの群からまんべんなくとり入れるだけでも
栄養バランスはぐっとよくなるのです。**

　上記の例は一汁二菜（または三菜），つまり主食である米飯と汁物に，おかず（菜）を2～3種類組み合わせたものです。このような和食形態では，第2群の魚介や豆，第3群の野菜，芋，海藻，第4群の穀類をまんべんなく食べることで，多くの栄養素を摂取することができます。しかし和食にも欠点があり，カルシウムやビタミンB_1などが不足し，食塩が過剰になりがちな面も。一方，洋食では，脂質のとりすぎになる可能性があります。

　そこで，一汁二菜（または三菜）を基本にしながら，料理は和食，洋食，中華をじょうずに組み合わせると栄養バランスがとれ，バラエティに富んだ献立になります。

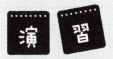

シンプル献立をつくろう

　まず、1日20点（1600kcal），すなわち18〜29歳女性，身体活動レベル低いの人に向けた3日間の模範的なシンプル献立を立ててみましょう。
　下記のシンプル献立①は、はなちゃんが立てた1日目の献立プランです。これを「3・3・3・11」すなわち、第1群3点，第2群3点，第3群3点，第4群11点になるように食材の点数を割り振ります。

シンプル献立 ❶

朝食
自宅
- ベーグル
- スクランブルエッグ
- 野菜サラダ
- フルーツ
- カフェオレ

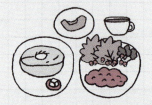

昼食
学食
- ごはん
- マグロステーキ
- ごまあえ
- みそ汁
- お茶

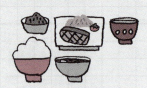

間食
- バナナヨーグルト

夕食
自宅
- ごはん
- 鶏肉とじゃが芋の煮物
- 梅肉あえ
- お茶

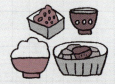

　次に、記録用紙No.8を使って、朝昼夕の点数の振り分けと各食品群の振り分けを考えます。

振り分け例

　朝食を **7.1** 点としっかりとり、昼食を **5.7** 点、間食を **1.1** 点、夕食を **6.4** 点でとるパターンです。第1群〜第3群は **各3点** を目安に食材を振り分け、第4群は穀類中心に **11.2** 点を確保して、合計 **20.3** 点です。

No.8 の記入例

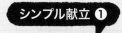

No.8 食事記録・食品群別（点数） 四群点数法で献立づくり

大学／短大　学籍番号 00001　氏名 はな
（西暦）2025年 5月 12日 月曜日

（西暦）2025年 5月 1日 木曜日
健康状態　少々風邪ぎみ
生活状態　午前中大学　午後は自宅

食事区分	料理名	食品番号	食品材料名	概量	重量(g)	正味重量(g)	乳乳製品	卵	魚介・肉 A	B	C	豆豆製品	野緑菜黄色(g)	野淡菜色(g)	芋	果物	穀類	油脂	砂糖	種菓実子	飲料	調味料	その他
朝食 6:30 (自宅)	ベーグル	1148	ベーグル		90												3.0						
		14017	バター類 有塩バター		5													0.5					
	スクランブルエッグ	12004	鶏卵 全卵 生	1個	55			1.0															
		17012	食塩		0.1																	0.0	
		17064	こしょう 白 粉		0.02																	0.0	
		14006	植物油脂類 調合油		2													0.2					
	野菜サラダ	6361	レタス 水耕栽培 結球葉 生		20								20g										
		6263	ブロッコリー 花序 生		50								50g										
		6180	スイートコーン缶詰 ホールカーネルスタイル		20									20g									
		17039	分離液状 和風ドレッシング 調味料ノンオイルタイプ		5																	0.1	
	フルーツ	7148	りんご 皮なし 生		75											0.5							
	カフェオレ	13003	普通牛乳		180		1.4																
		16046	コーヒー インスタントコーヒー		2																0.1		
	朝食計					504.12	1.4	1.0	0.0	0.0	0.0	0.0	0.2	0.1	0.0	0.5	3.0	0.7	0.5		0.1	0.1	
昼食 12:30 (大学)	ごはん	1089	こめ 水稲めし はいが精米 茶碗1杯		150												3.0						
	マグロステーキ	10252	きはだ 生	1切	85				1.2														
		17007	こいくちしょうゆ		4																	0.0	
		6103	しょうが 根茎 皮なし 生		1.5								1.5g										
		3003	車糖 上白糖		1.5														0.1				
		16025	みりん 本みりん		1.5																	0.1	
		7156	レモン 果汁 生		1.5											0.0							
		14006	植物油脂類 調合油		3													0.3					
		6061	キャベツ 結球葉 生		30									30g									
		6183	赤色ミニトマト 果実 生		10								10g										
	ごまあえ	6267	ほうれんそう 葉 通年平均 生		80								80g										
		5018	ごま いり		1.5															0.1			
		17007	こいくちしょうゆ		4																	0.0	
		3003	車糖 上白糖		2														0.1				
	みそ汁	6153	たまねぎ りん茎 生		20									20g									
		8016	ぶなしめじ 生		15									15g									
		9041	乾燥わかめ 素干し 水戻し		10									10g									
		4040	油揚げ 生		3							0.1											
		17045	米みそ 淡色辛みそ		10																	0.2	
		17023	煮干しだし		150																		
	お茶	16040	緑茶 ほうじ茶 浸出液		150																0.0		
	昼食計					733.5	0.0	0.0	1.2	0.0	0.0	0.1	0.3	0.2	0.0	0.0	3.0	0.3	0.2		0.0	0.3	
間食 16:30 (大学)	バナナヨーグルト	7107	バナナ 生		50											0.6							
		13025	ヨーグルト・全脂無糖		65		0.5																
	間食計					115	0.5	0.0	0.0	0.0	0.0	0	0	0	0	0.6	0	0	0	0	0	0	
夕食 19:30 (自宅)	ごはん	1089	こめ 水稲めし はいが精米		150												3.0						
	鶏肉とじゃが芋の煮物	11221	にわとり 若鶏肉 もも 皮つき 生		40				1.0														
		4039	生揚げ		40						0.7												
		2017	じゃがいも 塊茎 皮なし 生		120										0.9								
		6153	たまねぎ りん茎 生		30									30g									
		6214	にんじん 根 皮なし 生		15								15g										
		6010	さやいんげん 若ざや 生		5								5g										
		6103	しょうが 根茎 皮なし 生		2									2g									
		17007	こいくちしょうゆ		11																	0.1	
		3003	車糖 上白糖		5														0.3				
		16025	みりん 本みりん		1																	0.0	
	梅肉あえ	6065	きゅうり 果実 生		10									20g									
		6134	だいこん 根 皮なし 生		50									50g									
		7022	うめ 梅干し 塩漬		3									3g									
		17007	こいくちしょうゆ		1																	0.0	
	お茶	16037	緑茶 せん茶 浸出液		150																0.0		
	夕食計					633	0.0	0.0	1.0	0.0	0.0	0.7	0.1	0.3	0.9	0.0	3.0	0.0	0.3	0.0	0.0	0.1	0.0
						1985.62																	
			1 日合計点数			20.3	1.9	1.0	2.2	0.0	0.0	0.8	0.6	0.6	0.9	1.1	9.0	1.0	0.5	0.1	0.1	0.5	0.0
								2.9		3.0				3.2					11.2				

注）緑黄色野菜，淡色野菜については，各行では重量表記とし，小計で点数に換算する。

栄養バランスのとれた献立づくり

同様の手順で作成した2日目，3日目のシンプル献立の模範例を紹介します。

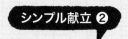
シンプル献立 ❷

No.8 の 記入例

No.8 四群点数法で献立づくり 食事記録・食品群別（点数）

大学／短大　学籍番号 00001　氏名 はな
（西暦）2025 年 5 月 12 日 月曜日

（西暦）2025年 5月 2日 金曜日
健康状態　少々風邪ぎみ
生活状態　午前中大学　午後は自宅

食事区分	料理名	食品番号	食品材料名	概量	重量(g)	正味重量(g)	乳・乳製品	卵	魚介・肉 A	B	C	豆・豆製品	野菜緑黄色(g)	野菜淡色(g)	芋	果物	穀類	油脂	砂糖	種実・菓子	飲料	調味料	その他
朝食 6:30 (自宅)	ごはん	1088	こめ 水稲めし 精白米 うるち米	茶碗1	150												2.9						
	じゃがいも入り チーズオムレツ	2063	じゃがいも 塊茎 皮つき 生		50										0.3								
		12004	鶏卵 全卵 生	1個	55			1.0															
		6245	青ピーマン 果実 生		25								25g										
		17013	並塩		0.5																	0.0	
		13038	ナチュラルチーズ パルメザン		2		0.1																
		14017	バター類 有塩バター		3													0.3					
	豆腐とわかめの みそ汁	17023	煮干しだし		130																	0.0	
		4033	絹ごし豆腐		30							0.2											
		17045	米みそ 淡色辛みそ		8																	0.2	
		9058	カットわかめ 水煮		10									10g									
		6003	あさつき 葉 生		5									5g									
	りんご	7176	りんご 皮つき 生		100											0.7							
	ミルクティー	13003	普通牛乳		50		0.4																
		16044	発酵茶 紅茶 浸出液		150																0.0		
	朝食計				768.5		0.5	1.0	0.0	0.0	0.0	0.2	0.1	0.0	0.3	0.7	2.9	0.3	0.0	0.0	0.0	0.2	0.0
昼食 12:30 (大学)	サラダうどん	1039	うどん ゆで		180												2.1						
		10415	バナメイエビ 養殖 生		30				0.3														
		11220	にわとり 若鶏肉 むね 皮なし 生		60				0.8														
		6312	レタス 土耕栽培 結球葉 生		55									55g									
		6065	きゅうり 果実 生		30									30g									
		11176	ぶた ハム類 ロースハム		10					0.3													
		6182	赤色トマト 果実 生		20								20g										
		17117	乳化液状 ごまドレッシング		10																	0.5	
		17029	めんつゆ ストレート		16																	0.1	
	ドリンクヨーグルト	13027	ヨーグルト ドリンクタイプ 加糖		130		1.0																
	昼食計				541		1.0	0.0	1.1	0.3	0.0	0.0	0.1	0.2	0.0	0.0	2.1	0.0	0.0	0.0	0.0	0.6	0.0
間食 18:00 (自宅)	豆乳くずもち風	4053	豆乳 調製豆乳		100							0.8											
		2034	じゃがいもでん粉		12										0.5									
		3029	黒蜜		7														0.2				
		4030	だいず きな粉 脱皮大豆 黄大豆		2							0.1											
		7054	キウイフルーツ 緑肉種 生		50											0.3							
	間食計				171		0.0	0.0	0.0	0.0	0.0	0.9	0.0	0.0	0.0	0.3	0.5	0.0	0.2	0.0	0.0	0.0	0.0
夕食 20:00 (自宅)	野菜カレー	6153	たまねぎ りん茎 生		100									100g									
		6182	赤色トマト 果実 生		70								70g										
		6223	にんにく りん茎 生		5									5g									
		2045	さつまいも 塊根 皮つき 生		40										0.6									
		8016	ぶなしめじ 生		20									20g										
		6017	えだまめ 冷凍		30								30g										
		17061	カレー粉		2																	0.1	
		17027	固形ブイヨン		1																	0.0	
		14001	植物油脂類 オリーブ油		4													0.5					
		1088	こめ 水稲めし 精白米 うるち米		160												3.1						
	豆とコーンのサラダ	13040	プロセスチーズ		13		0.5																
		4024	だいず 全粒 国産 黄大豆 ゆで		25							0.5											
		17040	分離液状 フレンチドレッシング		3																	0.1	
		6378	スイートコーン 未熟種子カーネル 冷凍ゆで		20									20g									
		17078	パセリ 乾		0.05								0.05g										
	夕食計				493.05		0.5	0.0	0.0	0.0	0.0	0.5	0.2	0.5	0.6	0.0	3.1	0.5	0.0	0.0	0.0	0.2	0.0
	1日合計点数				19.6		2.0	1.0	1.1	0.3	0.0	1.6	0.4	0.7	0.9	1.0	8.6	0.8	0.2	0.0	0.0	1.0	0.0
							3.0		3.0				3.0				10.6						

No.8の記入例

No.8 四群点数法で献立づくり 食事記録・食品群別（点数）

シンプル献立 ❸

大学 / 短大　学籍番号 00001　氏名 はな
（西暦）2025年 5月 12日 月曜日

（西暦）2025年 5月 3日 土曜日
健康状態：少々風邪ぎみ
生活状態：一日，自宅

食事区分	料理名	食品番号	食品材料名	概量	重量(g)	正味重量(g)	乳乳製品	卵	魚介・肉 A	B	C	豆豆製品	野菜緑黄色(g)	野菜淡色(g)	芋	果物	穀類	油脂	砂糖	種実菓子	飲料	調味料	その他
朝食 7:30（自宅）	たまご野菜サンド	1026	角形食パン			60											1.9						
		12004	鶏卵 全卵 生			55		1.0															
		17042	マヨネーズ 全卵型	1個		7												0.6					
		17012	食塩			0.5																0.0	
		7006	アボカド 生			25										0.6							
		6182	赤色トマト 果実 生			25							25g										
		6312	レタス 土耕栽培 結球葉 生			80								80g									
	フルーツ	7054	キウイフルーツ 緑肉種 生			70										0.5							
	ミルクティー	16044	発酵茶 紅茶 浸出液			130															0.0		
		13003	普通牛乳			85	0.7																
	朝食計					537.5	0.7	1.0	0.0	0.0	0.0	0.0	0.1	0.2	0.0	1.0	1.9	0.0	0.0	0.0	0.0	0.6	0.0
昼食 12:30（自宅）	豆乳クリームパスタ	1063	マカロニ・スパゲッティ 乾			100											4.3						
		6153	たまねぎ りん茎 生			20								20g									
		14017	バター類 有塩バター			7												0.6					
		1015	小麦粉 薄力粉 1等			8											0.4						
		4053	豆乳 調製豆乳			100						0.8											
		8031	マッシュルーム 生			30								30g									
		6267	ほうれんそう 葉 通年平均 生			50							50g										
		10438	たいせいようさけ 養殖 皮なし 生			45				1.3													
		17027	固形ブイヨン			2																0.1	
	ミネラルウォーター		水			200															0.0		
	昼食計					562	0.0	0.0	0.0	1.3	0.0	0.8	0.1	0.1	0.0	0.0	4.7	0.6	0.0	0.0	0.0	0.1	0.0
間食 17:00（自宅）	じゃがいもガレット	2063	じゃがいも 塊茎 皮つき 生			100									0.6								
		13036	ナチュラルチーズ ゴーダ			30	1.3																
	紅茶	16044	発酵茶 紅茶 浸出液			130															0.0		
	間食計					260	1.3	0.0	0.0	0.0	0.0	0.0	0.0	0.0	0.6	0.0	0.0	0.0	0.0	0.0	0.0	0.0	0.0
夕食 21:00（自宅）	まぐろ丼	1088	こめ 水稲めし 精白米 うるち米			150											2.9						
		9004	あまのり 焼きのり			1							1g										
		6095	しそ 葉 生			15							15g										
		10425	めばち 赤身 生			50			0.7														
		17007	こいくちしょうゆ			6																0.1	
	根菜のみそ汁	4033	絹ごし豆腐			30						0.2											
		6214	にんじん 根 皮なし 生			15							15g										
		6084	ごぼう 根 生			20								20g									
		2045	さつまいも 塊根 皮つき 生			20									0.3								
		2003	板こんにゃく 精粉こんにゃく			20									0.0								
		17023	煮干しだし			130																0.0	
		17045	米みそ 淡色辛みそ			8																0.2	
		6003	あさつき 葉 生			5							5g										
	なめこおろし	6033	オクラ 果実 ゆで			10							10g										
		6134	だいこん 根 皮なし 生			120								120g									
		8058	なめこ カットなめこ 生			20								20g									
		17029	めんつゆ ストレート			5																0.0	
	ミネラルウォーター		水			200															0.0		
	夕食計					825	0.0	0.0	0.7	0.0	0.0	0.2	0.1	0.5	0.3	0.0	2.9	0.0	0.0	0.0	0.0	0.3	0.0

1日合計点数　**20.1**

	2.0	1.0	0.7	1.3	0.0	1.0	0.3	0.8	0.9	1.0	9.5	0.6	0.0	0.0	0.0	1.0	0.0
	3.0			3.0				3.0					11.1				

5 献立作成のコツ

1）食事の栄養的価値

食事の栄養的価値には2つの評価軸があります。1つは全体量としてのエネルギー（各群の点数）で，もう1つは質（各群の振り分け）です。それは，エネルギーを適正に調整することと，食材の偏りをなくすことでもあります。この両方を考慮することで，栄養素摂取量の適した献立になります。

2）調理方法

焼く，煮る，蒸す，炒める，揚げる……など，技術としての調理方法はたくさんあります。また，生食から十分補える栄養素もあるので，なにか1つに偏ることなく，さまざまな調理法にチャレンジしましょう。

3）調理時間

個人のライフスタイルによって調理に使える時間は限られます。1日の食事の中でも，短時間で仕上げるタイミングもあれば，ゆっくり調理ができるときもあるでしょう。電子レンジなどの便利な調理器具，道具をじょうずに活用しましょう。

4）色合い

彩りのよい料理は，栄養バランスがととのっていることも多いものです。一番の要素はなんといっても野菜です。色の濃い緑黄色野菜も十分に使って食卓をととのえましょう。逆に，全体が白や茶色の場合は，第4群に偏っていることも多いもの。色合いは重要な目安です。

5）味つけ

和食は健康的なイメージですが，いつも煮物ばかりでは砂糖やしょうゆの使いすぎになります。また，洋風サラダばかりではドレッシングなど植物油脂のとりすぎの心配も。和洋中それぞれの調理方法には調味料の塩分や油分に関しても一長一短があるので，バランスよく採用するとよいでしょう。

6）嗜好

家族の好きな食べ物，自分の嫌いなものなどでどうしても食材や調理方法に偏りが出てしまいがちです。ときには，ふだんあまり使わない食材にも目を向けて，さらに調理技術や知識を身につけて，いろいろな料理に挑戦しましょう。

7）野菜は5鉢分

1日に必要な野菜の量は350g（そのうち120gが緑黄色野菜）です。これを具体的な料理量の目安に換算すると，1日に5鉢分ということになります。

8）魚介，肉は低脂肪素材を中心に

肉や魚の場合，脂質が多いと相対的にたんぱく質が少なくなります。そのため脂質の多い肉や魚ばかりだとたんぱく質摂取量は減ってしまいます。霜降り肉やとろなどの脂肪の多いものばかりを選ぶのは避けましょう。

9）第2群は食材をとりまぜて

豆・豆製品，魚，肉もできるだけ違う種類を献立にとり入れてバリエーションをつけましょう。違う素材からは違う栄養素を摂取でき，栄養バランスをとることができます。

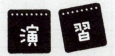

悪い献立をよくする

次に，はなちゃんの献立を例にとり，その問題点を明らかにして，よい献立に改善する方法を学びます。

献立 ❶ 食品数が少なく，同じような食品や料理ばかりの献立

朝食 自宅
- トースト
- ウインナソテー
- レタスサラダ
- バナナ
- オレンジジュース

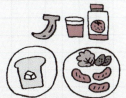

昼食 大学
- ごはん
- 豚肉のソテー
- 野菜サラダ

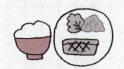

夕食 自宅
- ごはん
- チキンソテー
- だいこんサラダ

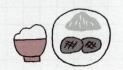

コメント

　この献立は，朝食，昼食，夕食ともに主食，主菜，副菜がそろった料理ですが，使っている食品数が少なく，同じような食品や料理ばかりになっています。

　主菜は，朝食，昼食，夕食ともに，肉料理です。肉だけでなく，魚や大豆等を使った料理もとり入れるといいですね。副菜については，朝食，昼食，夕食ともにサラダです。そのため，使っている野菜も生野菜ばかりになり，野菜の種類，量ともに，少なくなっています。量は190ｇしかありません。サラダだけでなく，煮物，炒め物などの料理をとり入れるといいですね。

　また，食品群でみると，第1群の乳・乳製品，卵，第2群の豆・豆製品，第3群の芋は，使用されていません。さまざまな食品を使って，ワンパターンにならないよう献立を立てる必要があります。

改善献立 ❶

朝食 自宅
- トースト
- スクランブルエッグ
- ほうれんそうのソテー
- バナナ
- ヨーグルト

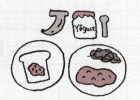

昼食 大学
- ごはん
- 豚肉のソテー
- 野菜サラダ

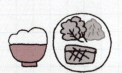

間食 カフェオレ

夕食 自宅
- ごはん
- 魚の照り焼き
- 焼きなす
- なます
- 冷奴

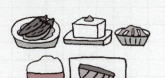

コメント

　全体的に，同じような料理にならないよう，炒め物，焼き物，あえ物などいろいろな料理をとり入れました。

　朝食には，ウインナの替わりに卵料理を入れました。サラダの替わりに緑黄色野菜であるほうれんそうのソテーを入れました。

　乳製品が不足していたので，デザートにヨーグルトを足しました。

　昼食は，あまり変えていません。主菜はそのまま豚肉のソテーですが，付け合わせ野菜を増やしました。

　夕食は，和食にしたので，大幅に変えました。こうすることで，豆類など洋食ではとり入れるのがむずかしい食品もとり入れやすくなります。また，油の使用量も抑えることができます。主菜は，魚料理にして，付け合わせは，焼きなすを添えています。また，豆類が不足していたため，冷奴を加えました。副菜は，同じだいこんを使っていますが，だいこんサラダをなますに変更しました。こうすることで，和食の副菜になります。

献立 ❷ 料理数が少ない献立

朝食 自宅　トースト（ハム・野菜）サンド
　　　　　　牛乳
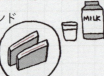

昼食 大学　カレーライス
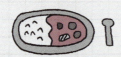

間食　豆乳飲料（コーヒー味）

夕食 自宅　スパゲティミートソース
　　　　　　りんごジュース
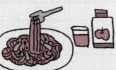

> **コメント**
> 　この献立は，各食事ともに料理が1～2品と，少ない献立です。
> 　朝食は，トーストサンドと牛乳，昼食はカレーライスだけ，夕食は，スパゲティとジュースだけです。
> 　豆乳や調整豆乳は第2群ですが，間食の豆乳飲料（コーヒー味）は第4群の飲み物です。夕食のりんごジュースも第3群の果物ではなく，第4群の飲み物になるので，献立を立てるさいには注意が必要です。

↓

改善献立 ❷

朝食 自宅　トースト（卵・野菜）サンド
　　　　　　ミルクティ
　　　　　　果物
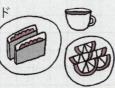

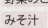
昼食 大学　ごはん
　　　　　　魚のみそ漬け焼き
　　　　　　かぶの三杯酢づけ
　　　　　　野菜のごまあえ
　　　　　　みそ汁
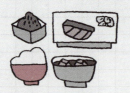

間食　豆乳飲料（コーヒー味）

夕食 自宅　スパゲティミートソース
　　　　　　野菜スープ
　　　　　　りんご
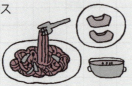

> **コメント**
> 　全体的に，各食事とも，料理数を増やすため，副菜やデザートの果物を足しました。昼食は，単品料理ではなく，和食の定食スタイルの食事に変えました。こうすることで，第3群をとりやすくしました。
> 　朝食は，ハムをやめ，不足していた卵をパンにはさむようにしました。また，サンドする野菜の量も増やしています。果物は，朝食にとり入れやすいので，デザートにオレンジを加えました。
> 　昼食は，魚料理を入れ，その付け合わせには酢の物を足しています。そして，副菜には野菜のごまあえを入れることで，第3群の野菜類をとれるようにしました。芋が不足していたため，みそ汁に里芋を入れました。
> 　夕食は，スパゲティだけだったため，野菜スープを足しました。こうすることで野菜と芋をとれるようにしました。りんごジュースを生のりんごに変えることで果物類をとれるようにしました。

献立 ❸ 調理ずみ食品や加工食品の使用が多い献立

朝食 自宅
- ロールパン（2個）
- ハム
- きゅうり
- カップスープ（クノール）
- 牛乳

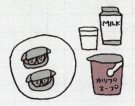

昼食 大学
- エビグラタン　セブンイレブン
- フライドポテト　セブンイレブン
- お茶

- 清涼飲料（小岩井純水みかん）

夕食 自宅
- ごはん
- ぎょうざ（味の素）
- ブロッコリー
- みそ汁（永谷園）

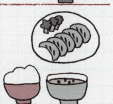

コメント

全体的に，調理ずみ食品や加工食品の使用が多すぎる献立です。そのため，エネルギー量が過剰になっています。四群点数法でみると，第1，第2，第3群が不足し，第4群が過剰になっています。調理ずみ食品や加工食品の使用は，そのほとんどが第4群です。そのため，安易に使用せず，最低限に抑えることが大切です。

また，料理名に，ハム，きゅうり，ブロッコリーというように，食品名が記載されたものがあります。食品名と料理名は書き分ける必要があります。

改善献立 ❸

朝食 自宅
- ロールパンサンド（2個）
- 野菜スープ
- 牛乳

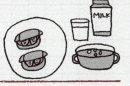

昼食 大学
- ごはん
- 魚のムニエル
- ごぼうのサラダ
- みそ汁
- お茶

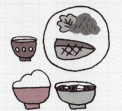

間食
- 緑茶（おーいお茶）
- ぶどう

夕食 自宅
- ごはん
- 水ぎょうざ
- ブロッコリーのあえもの
- 中華スープ
- なし

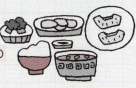

コメント

朝食と夕食は，内容をできるだけ変えないように，手作りした料理に置き換えました。また，昼食はコンビニの料理から，学生食堂の定食に変更しました。そうすると，エネルギー量，第4群の点数ともに適正になりました。

朝食は，カップスープを手作りした野菜スープに変えました。こうすることで，不足していた第3群を補えます。

昼食は，定食のため，主食，主菜，副菜，汁物がそろった料理です。第2群や第3群の食品をバランスよくとれます。

夕食は，冷凍食品だったぎょうざを手作りの水ぎょうざにしました。こうすることで，第4群を減らし，第2群と第3群を増やすことができます。ブロッコリーのあえものは，ぎょうざに合うよう味つけを変え，さらに，中華スープを加えました。

また，果物が不足していたため，間食と夕食後にぶどうとなしを加えました。

四群点数法で作成した献立から エネルギーや栄養素摂取量を計算しよう

> それでは、四群点数法で立てた献立を、エネルギーや栄養素摂取量の面から評価するための集計方法を学びましょう。

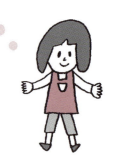

1 『食品80キロカロリー成分表』とは

『食品80キロカロリー成分表』(女子栄養大学出版部)は、食品のエネルギー約80kcalに相当する重量を1点(1点実用値)として、そこに含まれている成分値を収載したものです。1点実用値あたりの各成分は、文部科学省科学技術・学術審議会資源調査分科会報告による「日本食品標準成分表」に基づいて算出しています。

この『食品80キロカロリー成分表』とは別に、日常生活でよく使われている食材の1点実用値分の写真と成分値が掲載された『食品80キロカロリーガイドブック』(女子栄養大学出版部)もあります。こちらも、1点あたりの食品の写真が載っており、食品の重さを把握するにはたいへん便利です。写真では1点にあたるところはカラーになっており、グレーの部分はそれ以外の量です。皮や種、殻、骨など廃棄する部分がある食品の写真は、廃棄分の重量も含んだものになっています。

2 『食品80キロカロリーガイドブック』の見かた・使いかた

『食品80キロカロリーガイドブック』は献立作成のさいの食品選びに役立つ配列となっています。第1群、第2群、第3群、第4群の順に配列されており、さらに各食品群は、種類によってグループ分けされています。

食品は、産地や季節、品種などによって大きさも重量も違うので、写真はあくまで目安ですが、1点実用値の目安量を知るのに役立ちます。たんぱく質、脂質、炭水化物の成分値はすべての食品に記載されていますが、それ以外は食品グループごとに摂取が期待できる栄養素の成分値が記載されています。

皮や種、骨など、通常の食事で食べない部分がある食品は、廃棄率を示し、廃棄込みの重量も併記してあり、食品を用意するさいに参考となります。

なお、写真以外の食品の1点実用値については、巻末に「食品1点実用値一覧」として、まとめてあります。

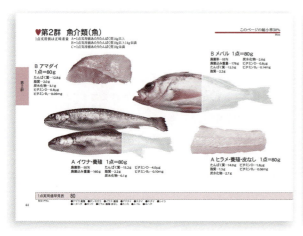

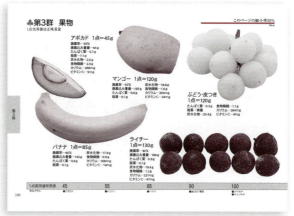

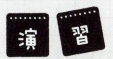

86〜89ページの3日間のシンプル献立①〜③について集計してみましょう

まず、シンプル献立①の栄養価計算を**記録用紙 No.9**を使って行います。

No.9の 記入例　　　　　　　　　　　　　　　　　　　　　　　シンプル献立 ❶

シンプル献立②と③についても、同様にエネルギー及び栄養素摂取量の計算を行います。

次に、3日間の献立の集計を**記録用紙 No.10, No.11** を使って行います。

No.10 の 記入例

No.10 四群点数法で献立づくり 食事記録・食品群別点数集計

(西暦) 2025 年 5 月 12 日 月 曜日
大学／短大　学籍番号 00001　氏名 はな

食品群別摂取量（点数）

		♠第1群		♥第2群				♣第3群				◆第4群							合計
		乳・乳製品	卵	魚介・肉			豆・豆製品	緑黄色野菜	淡色野菜	芋	果物	穀類	油脂	砂糖	種実・菓子	飲料	調味料	その他	
				A	B	C													
5月1日 木曜日	朝	1.4	1.0	0.0	0.0	0.0	0.0	0.2	0.1	0.0	0.5	3.0	0.7	0.0	0.0	0.1	0.1	0.0	7.1
	昼	0.0	0.0	1.2	0.0	0.0	0.1	0.3	0.2	0.0	0.0	3.0	0.3	0.2	0.1	0.0	0.3	0.0	5.7
	夕	0.0	0.0	1.0	0.0	0.0	0.7	0.1	0.3	0.9	0.0	3.0	0.0	0.3	0.0	0.0	0.1	0.0	6.4
	間食	0.5	0.0	0.0	0.0	0.0	0.0	0.0	0.0	0.0	0.6	0.0	0.0	0.0	0.0	0.0	0.0	0.0	1.1
	計	1.9	1.0	2.2	0.0	0.0	0.8	0.6	0.6	0.9	1.1	9.0	1.0	0.5	0.1	0.2	0.4	0.0	20.3
5月2日 金曜日	朝	0.5	1.0	0.0	0.0	0.0	0.2	0.1	0.0	0.3	0.7	2.9	0.3	0.0	0.0	0.0	0.2	0.0	6.2
	昼	1.0	0.0	1.1	0.3	0.0	0.0	0.1	0.2	0.0	0.0	2.1	0.0	0.0	0.0	0.0	0.6	0.0	5.4
	夕	0.5	0.0	0.0	0.0	0.0	0.5	0.2	0.5	0.6	0.0	3.1	0.5	0.0	0.0	0.0	0.2	0.0	6.1
	間食	0.0	0.0	0.0	0.0	0.0	0.9	0.0	0.0	0.0	0.3	0.5	0.0	0.2	0.0	0.0	0.0	0.0	1.9
	計	2.0	1.0	1.1	0.3	0.0	1.6	0.4	0.7	0.9	1.0	8.6	0.8	0.2	0.0	0.0	1.0	0.0	19.6
5月3日 土曜日	朝	0.7	1.0	0.0	0.0	0.0	0.1	0.2	0.0	1.0	1.9	0.0	0.0	0.0	0.0	0.6	0.0	5.5
	昼	0.0	0.0	0.0	1.3	0.0	0.8	0.1	0.1	0.0	0.0	4.7	0.6	0.0	0.0	0.0	0.1	0.0	7.7
	夕	0.0	0.0	0.7	0.0	0.0	0.2	0.1	0.5	0.3	0.0	2.9	0.0	0.0	0.0	0.0	0.3	0.0	5.0
	間食	1.3	0.0	0.0	0.0	0.0	0.0	0.0	0.6	0.0	0.0	0.0	0.0	0.0	0.0	0.0	0.0	0.0	1.9
	計	2.0	1.0	0.7	1.3	0.0	1.0	0.3	0.8	0.9	1.0	9.5	0.6	0.0	0.0	0.0	1.0	0.0	20.1

集計

	乳・乳製品	卵	A	B	C	豆・豆製品	緑黄色野菜	淡色野菜	芋	果物	穀類	油脂	砂糖	種実・菓子	飲料	調味料	その他	朝	昼	夕	間食	合計
5月1日 木曜日	1.9	1.0	2.2	0.0	0.0	0.8	0.6	0.6	0.9	1.1	9.0	1.0	0.5	0.1	0.1	0.5	0.0	7.1	5.7	6.4	1.1	20.3
5月2日 金曜日	2.0	1.0	1.1	0.3	0.0	1.6	0.4	0.7	0.9	1.0	8.6	0.8	0.2	0.0	0.0	1.0	0.0	6.2	5.4	6.1	1.9	19.6
5月3日 土曜日	2.0	1.0	0.7	1.3	0.0	1.0	0.3	0.8	0.9	1.0	9.5	0.6	0.0	0.0	0.0	1.0	0.0	5.5	7.7	5.0	1.9	20.1
(3) 日間の平均	2.0	1.0	1.3	0.5	0.0	1.1	0.4	0.7	0.9	1.0	9.0	0.8	0.2	0.0	0.0	0.8	0.0	6.3	6.3	5.8	1.6	20.0
各群合計	3.0			2.9				3.0				10.8										

No.11の記入例

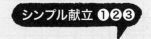

四群点数法で献立づくり
No.11 食事記録・エネルギー及び栄養素摂取量集計

大学／短大　学籍番号 00001　氏名 はな
(西暦) 2025年 5 月 12 日 月曜日

朝食

(西暦)2025年		5月1日	5月2日	5月3日	平均
エネルギー	kcal	572	497	420	496
たんぱく質	動 g	11.6	8.6	8.8	9.7
	植 g	10.2	6.9	6.1	7.7
脂質	g	19.0	11.7	19.4	16.7
コレステロール	mg	237	218	218	224
炭水化物	g	74.3	75.9	39.6	63.3
食物繊維総量	g	6.9	10.8	6.9	8.2
ミネラル	Na mg	834	820	646	767
	K mg	907	709	832	816
	Ca mg	284	165	171	207
	P mg	423	302	275	333
	Fe mg	3.1	2.5	1.8	2.5
	Zn mg	2.4	2.4	0.3	1.7
ビタミン	レチノール活性当量 µg	262	170	181	204
	D µg	2.6	2.0	2.0	2.2
	B₁ mg	0.40	0.21	0.19	0.27
	B₂ mg	0.68	0.38	0.47	0.51
	葉酸 µg	203	79	164	149
	C mg	76	41	61	59
食塩相当量	g	2.2	2.1	1.7	2.0

昼食

(西暦)2025年		5月1日	5月2日	5月3日	平均
エネルギー	kcal	454	424	610	496
たんぱく質	動 g	17.5	21.5	7.5	15.5
	植 g	8.9	5.2	17.4	10.5
脂質	g	7.0	7.3	17.5	10.6
コレステロール	mg	31	102	44	59
炭水化物	g	65.5	52.0	76.2	64.6
食物繊維総量	g	5.9	3.6	9.0	6.2
ミネラル	Na mg	1085	831	473	796
	K mg	1387	754	1036	1059
	Ca mg	125	207	83	138
	P mg	483	405	354	414
	Fe mg	4.7	1.6	3.9	3.4
	Zn mg	2.5	1.4	0.6	1.5
ビタミン	レチノール活性当量 µg	298	41	219	186
	D µg	5.2	0.0	3.0	2.7
	B₁ mg	0.43	0.24	0.46	0.38
	B₂ mg	0.38	0.30	0.31	0.33
	葉酸 µg	249	81	173	168
	C mg	44	15	20	26
食塩相当量	g	2.8	2.0	1.1	2.0

夕食

(西暦)2025年		5月1日	5月2日	5月3日	平均
エネルギー	kcal	504	557	406	489
たんぱく質	動 g	6.8	2.8	11.0	6.9
	植 g	11.6	12.7	8.1	10.8
脂質	g	10.2	13.6	2.8	8.9
コレステロール	mg	36	11	21	23
炭水化物	g	74.2	81.2	64.1	73.2
食物繊維総量	g	14.1	12.9	9.6	12.2
ミネラル	Na mg	948	407	914	756
	K mg	1071	1008	1037	1039
	Ca mg	147	180	147	158
	P mg	339	372	323	345
	Fe mg	2.7	2.9	2.5	2.7
	Zn mg	3.0	2.9	0.1	2.0
ビタミン	レチノール活性当量 µg	116	73	266	152
	D µg	0.2	0.0	2.0	0.7
	B₁ mg	0.34	0.34	0.24	0.31
	B₂ mg	0.19	0.21	0.21	0.20
	葉酸 µg	108	184	155	149
	C mg	54	37	28	40
食塩相当量	g	2.3	1.0	2.3	1.9

間食

(西暦)2025年		5月1日	5月2日	5月3日	平均
エネルギー	kcal	83	150	159	131
たんぱく質	動 g	2.1	0.0	7.9	3.3
	植 g	0.4	4.3	1.5	2.1
脂質	g	1.9	4.0	7.9	4.6
コレステロール	mg	8	0	25	11
炭水化物	g	13.1	20.0	14.2	15.8
食物繊維総量	g	0.6	2.7	9.8	4.4
ミネラル	Na mg	31	52	242	108
	K mg	291	407	453	384
	Ca mg	81	59	209	116
	P mg	79	79	196	118
	Fe mg	0.2	1.7	1.1	1.0
	Zn mg	0.4	0.6	0.0	0.3
ビタミン	レチノール活性当量 µg	24	2	81	36
	D µg	0.0	0.0	0.0	0.0
	B₁ mg	0.06	0.08	0.09	0.08
	B₂ mg	0.11	0.04	0.14	0.10
	葉酸 µg	20	55	33	36
	C mg	9	36	28	24
食塩相当量	g	0.1	0.1	0.6	0.3

1日の摂取合計表

(西暦)2025年		5月1日	5月2日	5月3日	平均
エネルギー	kcal	1613	1628	1595	1612
たんぱく質	動 g	38.0	32.9	35.2	35.4
	植 g	31.1	29.1	33.1	31.1
脂質	g	38.1	36.6	47.6	40.8
コレステロール	mg	312	331	308	317
炭水化物	g	227.1	229.1	194.1	216.8
食物繊維総量	g	27.5	30.0	35.3	30.9
ミネラル	Na mg	2898	2110	2275	2428
	K mg	3656	2878	3358	3297
	Ca mg	637	611	610	619
	P mg	1324	1158	1148	1210
	Fe mg	10.7	8.7	9.3	9.6
	Zn mg	8.3	7.3	1.0	5.5
ビタミン	レチノール活性当量 µg	700	286	747	578
	D µg	8.0	2.0	7.0	5.7
	B₁ mg	1.23	0.87	0.98	1.03
	B₂ mg	1.36	0.93	1.13	1.14
	葉酸 µg	580	399	525	501
	C mg	183	129	137	150
食塩相当量	g	7.4	5.2	5.7	6.1
食事担当者		母	母	私	

基本事項

（食事評価をするうえで必要となる情報）

- [年齢] 18 歳
- [身長] 158 cm
- [体重] 50.6 kg
- [BMI] 20.3
- [身体活動レベル] 24時間のうち
  - 睡眠 7 時間
  - 座位または立位の静的な活動 13 時間
  - ゆっくりした歩行や家事など低強度の活動 3 時間
  - 長時間持続可能な運動・労働など中強度の活動（普通歩行を含む） 1 時間
  - 頻繁に休みが必要な運動・労働など高強度の活動 0 時間
  - 合計 24 時間
- 身体活動レベル（○で囲む）：（低い）・ふつう・高い
- [基礎代謝量] 1118 kcal/日
- [推定エネルギー必要量] 1700 kcal/日
- [たんぱく質推奨量] 46 g/日

栄養バランスのとれた献立づくり　97

参考資料

男子学生(身体活動レベル 低い～ふつう)の献立例をご紹介します。

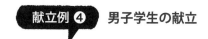
献立例 ❹ 男子学生の献立

NO.8 食事記録・食品群別(点数) 四群点数法で献立づくり

食区分	料理名	食品番号	食品材料名	概量	重量	正味重量	乳・乳製品	卵	魚介・肉 A	B	C	豆・豆製品	野菜 緑黄色	淡色野菜	芋	果物	穀類	油脂	砂糖	種実・菓子	飲料	調味料	その他
朝食 6:30 (自宅)	ごはん	1088	こめ 水稲めし 精白米 うるち米			200											3.9						
	玉ねぎとじゃがいものみそ汁	17023	煮干しだし			150																0.0	
		4033	絹ごし豆腐			30						0.2											
		6153	たまねぎ りん茎 生			20								20g									
		2017	じゃがいも 塊茎 皮なし 生			50									0.4								
		17045	米みそ 淡色辛みそ			9																0.2	
		6003	あさつき 葉 生			5							5g										
	目玉焼きと野菜ソテー	14006	植物油脂類 調合油			3												0.3					
		12004	鶏卵 全卵 生			55		1.0															
		6245	青ピーマン 果実 生			15							15g										
		6061	キャベツ 結球葉 生			70								70g									
		6183	赤色ミニトマト 果実 生			20							20g										
		17012	食塩			0.7																0.0	
	納豆	17007	こいくちしょうゆ			6																0.1	
		4046	糸引き納豆			20						0.5											
	焼き鮭	10130	ぎんざけ 養殖 生			50				1.2													
		17012	食塩			0.5																0.0	
	バナナヨーグルト	13025	ヨーグルト 全脂無糖			80	0.6																
		7107	バナナ 生			45										0.5							
	カフェオレ	16045	コーヒー 浸出液			150															0.1		
		13003	普通牛乳			80	0.6																
	朝食計					1059.2	1.2	1.0	0.0	1.2	0.0	0.7	0.1	0.3	0.4	0.5	3.9	0.3	0.0	0.0	0.1	0.3	0.0
昼食 12:30 (大学)	から揚げ弁当 ・から揚げと付け合わせ	1088	こめ 水稲めし 精白米 うるち米			220											4.3						
		11220	にわとり 若鶏肉 むね 皮なし 生			75			1.0														
		6366	しょうが 根茎 皮なし 生 おろし汁			5								5g									
		17007	こいくちしょうゆ			6																0.1	
		2034	じゃがいもでん粉			8									0.3								
		14006	植物油脂類 調合油			5												0.6					
		6061	キャベツ 結球葉 生			23								23g									
	・煮物	4041	がんもどき			40						1.1											
		6214	にんじん 根 皮なし 生			15							15g										
		8039	生しいたけ 菌床栽培 生			15								15g									
		10312	ほたてがい 水煮			10			0.1														
		6084	ごぼう 根 生			15								15g									
		17029	めんつゆ ストレート			10																0.1	
	・ごまあえ	6010	さやいんげん 若ざや 生			50							50g										
		5018	ごま いり			2														0.2			
		17029	めんつゆ ストレート			10																0.1	
	・さつまいもサラダ	13035	ナチュラルチーズ クリーム			15	0.6																
		2045	さつまいも 塊根 皮つき 生			40									0.6								
		3022	はちみつ			5													0.2				
	ミネラルウォーター		水			200															0.0		
	昼食計					769	0.6	0.0	1.1	0.0	0.0	1.1	0.2	0.3	0.6	0.0	4.6	0.6	0.2	0.2	0.0	0.3	0.0
間食 17:00 (大学)	プリンアラモード	12004	鶏卵 全卵 生			25	0.5	0.4															
		13003	普通牛乳			70																	
		3003	車糖 上白糖			13													0.6				
		7012	いちご 生			30										0.1							
		7054	キウイフルーツ 緑肉種 生			30										0.2							
		7041	バレンシアオレンジ 米国産 砂じょう 生			30										0.2							
	コーヒー	13016	クリーム 植物性脂肪			5												0.2			0.1		
		16045	コーヒー 浸出液			150																	
	間食計					353	0.5	0.4	0.0	0.0	0.0	0.0	0.0	0.0	0.0	0.6	0.0	0.2	0.6	0.0	0.1	0.0	0.0
夕食 21:00 (自宅)	野菜ラーメン	1047	中華めん 生			110											3.4						
		17142	ラーメンスープ濃縮 ストレート しょうゆ味			15																0.3	
		6289	ブラックマッペもやし 生			100								100g									
		6207	にら 葉 生			20							20g										
		10379	蒸しかまぼこ			8			0.1														
		6214	にんじん 根 皮なし 生			10							10g										
		11119	ぶた 大型種肉 かたロース 脂身つき 生			20					0.6												
		14006	植物油脂類 調合油			3												0.3					
	中華風香味豆腐	4033	絹ごし豆腐			50						0.4											
		6274	切りみつば 葉 生			5							5g										
		6103	しょうが 根茎 皮なし 生			5								5g									
		6223	にんにく りん茎 生			2								5g									
		17029	めんつゆ ストレート			5																0.0	
		17006	ラー油			3												0.3					
	ミネラルウォーター		水			200															0.0		
	夕食計					556	0.0	0.0	0.1	0.0	0.6	0.4	0.1	0.3	0.0	0.0	3.4	0.6	0.0	0.0	0.0	0.3	0.0
	1日合計点数					**27.8**	2.3	1.4	1.2	1.2	0.6	2.2	0.4	0.8	1.0	1.0	11.9	1.7	0.8	0.2	0.2	0.9	0.0
							3.7		5.2				3.2				15.7						

献立例 ⑤ 男子学生の献立

NO.9 四群点数法で献立づくり 食事記録・エネルギー及び栄養素摂取量

(西暦)　　年　月　日　曜日
健康状態
生活状態

食事区分	料理名	食品番号	食品材料名	正味重量(g)	エネルギー kcal	たんぱく質 g	脂質 g	コレステロール mg	炭水化物 g	食物繊維総量 g	ナトリウム mg	カリウム mg	カルシウム mg	リン mg	鉄 mg	亜鉛 mg	レチノール活性当量 µg	ビタミンD µg	ビタミンB₁ mg	ビタミンB₂ mg	葉酸 µg	ビタミンC mg	食塩相当量 g
朝食 6:30 (自宅)	ごはん	1088	こめ 水稲めし 精白米 うるち米	200	312	4.0	0.4	0	69.2	3.0	2	58	6	68	0.2	1.2	0	0.0	0.04	0.02	6	0	0.0
	玉ねぎとじゃがいものみそ汁	17023	煮干しだし	150	2	0.2	0.2	0	0.0	0.0	57	38	5	11	0	0.0	0	0.0	0.02	0.00	2	0	0.2
		4033	絹ごし豆腐	30	17	1.6	1.0	0	0.3	0.3	3	45	23	20	0.4	0.2	0	0.0	0.03	0.01	4	0	0.0
		6153	たまねぎ りん茎 生	20	7	0.2	0.0	0	1.4	0.3	0	30	3	6	0.1	0.0	0	0.0	0.01	0.00	3	1	0.0
		2017	じゃがいも 塊茎 皮なし 生	50	30	0.7	0.0	0	7.8	4.5	1	205	2	24	0.2	0.1	0	0.0	0.05	0.02	10	14	0.0
		17045	米みそ 淡色辛みそ	9	16	1.0	0.5	0	1.1	0.4	441	34	9	15	0.4	0.1	0	0.0	0.00	0.01	6	0	1.1
		6003	あさつき 葉 生	5	2	0.1	0.0	0	0.0	0.2	0	17	1	4	0.0	0.0	3	0.0	0.01	0.01	11	1	0.0
	目玉焼きと野菜ソテー	14006	植物油脂類 調合油	3	27	0.0	2.9	0	0.0	0.0	0	0	0	0	0	0.0	0	0.0	0.00	0.00	0	0	0.0
		12004	鶏卵 全卵 生	55	78	6.2	5.1	204	0.2	0.0	77	72	25	94	0.8	0.6	116	2.1	0.03	0.20	27	0	0.2
		6245	青ピーマン 果実 生	15	3	0.1	0.0	0	0.3	0.3	0	29	2	3	0.1	0.0	5	0.0	0.00	0.00	4	11	0.0
		6061	キャベツ 結球葉 生	70	16	0.6	0.1	0	2.7	1.3	4	133	29	18	0.2	0.1	0	0.0	0.03	0.02	46	27	0.0
		6183	赤色ミニトマト 果実 生	20	6	0.2	0.0	0	0.9	0.3	1	58	2	6	0.1	0.0	16	0.0	0.01	0.01	7	6	0.0
		17012	食塩	0.7	0	0.0	0.0	0	0.0	0.0	273	1	0	0	0	0.0	0	0.0	0.00	0.00	0	0	0.7
	納豆	17007	こいくちしょうゆ	6	5	0.4	0.0	0	0.1	0.0	342	23	2	10	0.1	0.1	0	0.0	0.00	0.01	2	0	0.9
		4046	糸引き納豆	20	37	2.9	1.9	0	0.1	1.9	0	138	18	44	0.7	0.4	0	0.0	0.01	0.06	26	1	0.0
	焼き鮭	10130	ぎんざけ 養殖 生	50	94	8.4	5.7	30	0.1	0.0	24	175	6	145	0.2	0.3	18	7.5	0.08	0.07	5	1	0.1
		17012	食塩	0.5	0	0.0	0.0	0	0.0	0.0	195	0	0	0	0	0.0	0	0.0	0.00	0.00	0	0	0.5
	バナナヨーグルト	13025	ヨーグルト 全脂無糖	80	45	2.6	2.2	10	3.0	0.0	38	136	96	80	0	0.3	26	0.0	0.03	0.11	9	1	0.1
		7107	バナナ 生	45	42	0.3	0.0	0	8.3	0.5	0	162	3	12	0.1	0.1	2	0.0	0.02	0.02	12	7	0.0
	カフェオレ	16045	コーヒー 浸出液	150	6	0.2	0.0	0	1.0	0.0	2	98	3	11	0	0.0	0	0.0	0.00	0.02	0	0	0.0
		13003	普通牛乳	80	49	2.4	2.8	10	3.5	0.0	33	120	88	74	0	0.3	30	0.2	0.03	0.12	4	1	0.1
	朝食計			1059.2	794	32.0	22.7	254	99.1	13.0	1493	1572	323	645	3.6	3.8	214	9.8	0.42	0.71	184	71	3.9
昼食 12:30 (大学)	から揚げ弁当 ・から揚げと付け合わせ	1088	こめ 水稲めし 精白米 うるち米	220	343	4.4	0.4	0	76.1	3.3	2	64	7	75	0.2	1.3	0	0.0	0.04	0.02	7	0	0.0
		11220	にわとり 若鶏肉 むね 皮なし 生	75	79	14.4	1.2	54	0.1	0.0	34	278	3	165	0.2	0.5	7	0.1	0.08	0.08	10	2	0.1
		6366	しょうが 根茎 皮なし 生 おろし汁	5	1	0.0	0.0	0	0.3	0.1	0	15	0	1	0	0.0	0	0.0	0.00	0.00	0	0	0.0
		17007	こいくちしょうゆ	6	5	0.4	0.0	0	0.1	0.0	342	23	2	10	0.1	0.1	0	0.0	0.00	0.01	2	0	0.9
		2034	じゃがいもでん粉	8	27	0.0	0.0	0	6.5	0.0	2	3	1	3	0	0.0	0	0.0	0.00	0.00	0	0	0.0
		14006	植物油脂類 調合油	5	44	0.0	4.9	0	0.0	0.0	0	0	0	0	0	0.0	0	0.0	0.00	0.00	0	0	0.0
		6061	キャベツ 結球葉 生	23	5	0.2	0.0	0	0.9	0.4	1	44	10	6	0	0.0	0	0.0	0.01	0.01	15	9	0.0
	・煮物	4041	がんもどき	40	89	6.1	6.7	0	0.8	0.6	76	32	108	80	1.4	0.6	0	0.0	0.01	0.02	8	0	0.2
		6214	にんじん 根 皮なし 生	15	5	0.1	0.0	0	0.9	0.4	4	45	4	4	0	0.0	95	0.0	0.01	0.01	3	1	0.0
		8039	生しいたけ 菌床栽培 生	15	4	0.3	0.0	0	1.0	0.7	0	44	0	13	0.1	0.1	0	0.0	0.02	0.03	7	0	0.0
		10312	ほたてがい 水煮	10	9	1.3	0.1	5	0.2	0.0	25	33	2	25	0.3	0.3	0	0.0	0.00	0.03	8	0	0.1
		6084	ごぼう 根 生	15	9	0.2	0.0	0	2.3	0.9	3	48	7	9	0.1	0.1	0	0.0	0.01	0.01	10	0	0.0
		17029	めんつゆ ストレート	10	5	0.2	0.0	0	0.9	0.0	130	10	1	5	0.1	0.1	0	0.0	0.00	0.01	2	0	0.4
	・ごまあえ	6010	さやいんげん 若ざや 生	50	12	0.7	0.1	0	1.1	1.2	1	130	25	21	0.4	0.2	25	0.0	0.03	0.06	25	4	0.0
		5018	ごま いり	2	12	0.4	1.0	0	0.4	0.3	0	8	24	11	0.2	0.1	0	0.0	0.01	0.00	3	0	0.0
		17029	めんつゆ ストレート	10	5	0.2	0.1	0	0.0	0.0	130	10	1	5	0.1	0.1	0	0.0	0.00	0.01	2	0	0.4
	・さつまいもサラダ	13035	ナチュラルチーズ クリーム	15	47	1.1	4.5	15	0.4	0.0	39	11	11	13	0	0.1	38	0.0	0.00	0.03	2	0	0.1
		2045	さつまいも 塊根 皮つき 生	40	51	0.3	0.0	0	11.4	1.1	9	152	16	18	0.2	0.1	0	0.0	0.04	0.01	20	10	0.0
		3022	はちみつ	5	16	0.0	0.0	0	3.8	0.0	0	3	0	0	0	0.0	0	0.0	0.00	0.00	0	0	0.0
	ミネラルウォーター		水	200	0	0.0	0.0	0	0.0	0.0	0	0	0	0	0	0.0	0	0.0	0.00	0.00	0	0	0.0
	昼食計			769	768	30.2	18.9	74	102.6	8.9	796	953	222	464	3.5	3.5	169	0.1	0.26	0.33	124	26	2.2
間食 17:00 (大学)	プリンアラモード	12004	鶏卵 全卵 生	25	36	2.8	2.3	93	0.1	0.0	35	33	12	43	0.4	0.2	53	1.0	0.02	0.09	12	0	0.1
		13003	普通牛乳	70	43	2.1	2.5	8	3.1	0.0	29	105	77	65	0	0.3	27	0.2	0.03	0.11	4	1	0.1
		3003	車糖 上白糖	13	51	0.0	0.0	0	12.9	0.0	0	0	0	0	0	0.0	0	0.0	0.00	0.00	0	0	0.0
		7012	いちご 生	30	9	0.2	0.0	0	1.8	0.4	0	51	5	9	0.1	0.1	0	0.0	0.00	0.01	27	19	0.0
		7054	キウイフルーツ 緑肉種 生	30	15	0.2	0.0	0	2.9	0.8	0	90	8	9	0.1	0.1	0	0.0	0.00	0.01	11	21	0.0
		7041	バレンシアオレンジ 米国産 砂じょう 生	30	13	0.2	0.0	0	2.1	0.2	0	42	6	7	0.1	0.1	3	0.0	0.03	0.01	10	12	0.0
	コーヒー	13016	クリーム 植物性脂肪	5	18	0.1	1.9	1	0.1	0.0	2	3	3	4	0	0.0	1	0.0	0.00	0.02	0	0	0.0
		16045	コーヒー 浸出液	150	6	0.2	0.0	0	1.0	0.0	2	98	3	11	0	0.0	0	0.0	0.00	0.02	0	0	0.0
	間食計			353	191	5.8	6.8	102	23.0	1.4	68	422	114	148	0.7	0.8	84	1.2	0.09	0.25	64	53	0.2
夕食 21:00 (自宅)	野菜ラーメン	1047	中華めん 生	110	274	9.4	1.1	0	52.4	5.9	451	385	23	73	0.6	0.5	0	0.0	0.02	0.02	9	0	1.1
		17142	ラーメンスープ濃縮 ストレート しょうゆ味	15	24	0.4	1.7	2	0.5	0.1	1005	30	3	10	0	0.0	0	0.0	0.00	0.01	3	0	2.6
		6289	ブラックマッペもやし 生	100	17	1.4	0.0	0	1.4	1.5	8	65	16	32	0.4	0.4	0	0.0	0.04	0.06	42	10	0.0
		6207	にら 葉 生	20	4	0.3	0.0	0	0.3	0.5	0	102	10	6	0.1	0.1	58	0.0	0.01	0.03	20	4	0.0
		10379	蒸しかまぼこ	8	7	0.9	0.0	1	0.8	0.0	80	9	2	5	0	0.0	0	0.0	0.00	0.00	0	0	0.2
		6214	にんじん 根 皮なし 生	10	3	0.1	0.0	0	0.6	0.3	2	30	2	3	0	0.0	63	0.0	0.00	0.01	2	1	0.0
		11119	ぶた 大型種肉 かたロース 脂身つき 生	20	47	2.9	3.7	14	0.0	0.0	11	60	1	32	0.1	0.5	1	0.1	0.13	0.05	0	0	0.0
		14006	植物油脂類 調合油	3	27	0.0	2.9	0	0.0	0.0	0	0	0	0	0	0.0	0	0.0	0.00	0.00	0	0	0.0
	中華風香味豆腐	4033	絹ごし豆腐	50	28	2.7	1.6	0	0.5	0.5	6	75	38	34	0.6	0.3	0	0.0	0.06	0.02	6	0	0.0
		6274	切りみつば 葉 生	5	1	0.0	0.0	0	0.1	0.1	0	32	1	2	0	0.0	4	0.0	0.00	0.00	2	0	0.0
		6103	しょうが 根茎 皮なし 生	5	1	0.0	0.0	0	0.2	0.1	0	14	1	1	0	0.0	0	0.0	0.00	0.00	0	0	0.0
		6223	にんにく りん茎 生	2	3	0.1	0.0	0	0.6	0.1	0	10	0	3	0	0.0	0	0.0	0.00	0.00	1	0	0.0
		17029	めんつゆ ストレート	5	2	0.1	0.0	0	0.4	0.0	65	5	0	2	0	0.0	0	0.0	0.00	0.01	1	0	0.2
		17006	ラー油	3	27	0.0	2.9	0	0.0	0.0	0	0	0	0	0	0.0	1	0.0	0.00	0.00	0	0	0.0
	ミネラルウォーター		水	200	0	0.0	0.0	0	0.0	0.0	0	0	0	0	0	0.0	0	0.0	0.00	0.00	0	0	0.0
	夕食計			556	465	18.3	13.9	17	55.9	9.0	1628	817	97	204	1.9	1.6	127	0.3	0.26	0.19	87	14	4.1
	1日合計				2218	86.3	62.3	447	280.6	32.3	3985	3764	756	1461	9.7	9.7	594	11.4	1.03	1.48	459	164	10.4

栄養バランスのとれた献立づくり

表5-6 1人分の料理に使われる食品の適量

	10g未満	10〜30g	30〜50g	50〜70g	70〜100g	100〜150g	150〜200g
乳	●スパゲッティ用のチーズ	●スープ用の牛乳 ●チーズ1切れ		●ホワイトソース用 ●クリーム煮用	●ヨーグルト		●1杯の牛乳
卵		●かき玉汁 ●卵とじ	●チャーハン用いり卵 ●茶わん蒸し	●卵豆腐 ●厚焼き卵 ●スクランブルエッグ	●カニ玉 ●オムレツ		
魚介	●だし用の煮干し	●シラス干しのおろしあえ ●汁の実用	●アジの酢の物 ●マグロの山かけ ●貝の酢みそあえ ●カキ飯用	●アジの開き ●スパゲッティの具（アサリ，イカ，エビなど）	●マグロの刺し身 ●カキフライ ●焼き魚，煮魚，蒸し魚用の切り身 ●マスのムニエル ●アジの姿焼き ●アジの唐揚げ ●イカやエビの炒め物	●刺し身盛り合わせ	
肉	●スープ用のベーコン	●汁の実用 ●野菜炒め用 ●そぼろあん ●五目鶏ごはん用 ●ハムエッグ用のハム	●コロッケ用のひき肉 ●チキンライス ●親子どんぶり ●シューマイ	●いりどり	●豚肉のくわ焼き ●レバーソテー ●鶏肉の松風焼き ●カレー用 ●シチュー用 ●鶏肉のクリーム煮 ●ポットロースト ●鶏肉の唐揚げ ●鶏肉の衣揚げ ●ハンバーグステーキ ●酢豚用 ●牛肉の七味焼き	●ビーフステーキ ●ポークソテー	●ローストチキン
豆	●汁の実用の油揚げ	●煮豆用乾燥豆	●汁の実用の豆腐 ●いなりずし用の油揚げ ●白あえ用の豆腐 ●枝豆のあえ衣	●いり豆腐 ●ポークビーンズ用 ●乾燥豆	●凍り豆腐の煮物（戻したもの） ●生揚げと豚肉のみそ炒め ●うの花いり ●うずら豆甘煮	●擬製豆腐 ●豆腐の五目あんかけ ●揚げ出し豆腐 ●豆腐とカニの炒め物 ●冷奴 ●湯豆腐 ●ひき肉と豆腐のとうがらし炒め ●煮奴	
緑黄色野菜	●汁の実用（三つ葉，青ねぎ） ●青み用パセリ	●彩り用のにんじん，さやいんげん ●汁の実用（ほうれんそう，春菊）	●和風煮物用にんじん ●にんじんのグラッセ ●かぼちゃのムニエル ●ピーマンソテー	●にんじんのポタージュ	●青菜のお浸し，あえ物 ●青菜のソテー	●かぼちゃの含め煮 ●青菜の煮浸し	
淡色野菜	●汁の実用（わかめ，ねぎ，きのこ類）	●汁の実用（もやし，大根，なす，たけのこ） ●漬物（なす，かぶ） ●たくあん	●大根おろし ●きんぴらごぼう	●たけのこの煮物 ●せん切りキャベツ ●精進揚げ	●生野菜のサラダ ●キャベツの即席漬け ●茶せんなす	●大根煮つけ ●白菜のスープ煮 ●なすの中国風あえ物	
芋		●汁の実用	●ポテトチップス	●粉ふき芋 ●ポンヌーフ	●マッシュポテト ●重ね煮用 ●コロッケ用 ●大学芋 ●里芋の煮つけ ●ポテトサラダ ●じゃが芋のポタージュ	●じゃが芋炒め煮	
穀類	●ソースやスープのルウ	●てんぷらの衣 ●ケーキ用の粉 ●クレープ用の粉	●グラタン用のマカロニ（乾燥） ●パンプディング用のパン		●サンドイッチのパン ●かけうどん用の乾めん ●スパゲッティ（乾めん） ●ホットケーキ用の粉	●ごはん ●ピラフ ●炊き込みごはん ●炊きおこわ	●どんぶり用のごはん ●ちらしずし
油脂	●トースト用のバター ●ソテー用のバター ●スープ仕上げ用のバター ●炒め物の油	●マヨネーズ ●サンドイッチ用のバター ●衣揚げの吸油量					
砂糖	●紅茶，コーヒー用	●煮豆用 ●ゼリー用 ●ドーナツ用 ●プディング用	●しるこ1杯分				

出所：高橋敦子・安原安代・松田康子編『調理学実習第9版』p.20，女子栄養大学出版部，2022

表 5-7　標準計量カップ・スプーンによる重量表 (g) 実測値

食品名	小さじ (5 mL)	大さじ (15 mL)	カップ (200 mL)
水	5	15	200
酒	5	15	200
酢	5	15	200
しょうゆ	6	18	230
みりん	6	18	230
みそ	6	18	230
あら塩(並塩)	5	15	180
食塩	6	18	240
精製塩	6	18	240
上白糖	3	9	130
グラニュー糖	4	12	180
ざらめ	5	15	200
水あめ	7	21	280
はちみつ	7	21	280
ジャム	7	21	250
マーマレード	7	21	270
油	4	12	180
バター	4	12	180
ラード	4	12	170
ショートニング	4	12	160
コーンスターチ	2	6	100
小麦粉(薄力粉)	3	9	110
小麦粉(強力粉)	3	9	110
かたくり粉	3	9	130
上新粉	3	9	130
ベーキングパウダー	4	12	—
じゅうそう	4	12	—
生パン粉	1	3	40
パン粉	1	3	40

食品名	小さじ (5 mL)	大さじ (15 mL)	カップ (200 mL)
オートミール	2	6	80
粉チーズ	2	6	90
ごま	3	9	120
道明寺粉	4	12	160
マヨネーズ	4	12	190
牛乳	5	15	210
生クリーム	5	15	200
ねりごま	6	18	—
トマトピュレ	6	18	230
トマトケチャップ	6	18	240
ウスターソース	6	18	240
わさび粉	2	6	70
カレー粉	2	6	—
からし粉	2	6	90
こしょう	2	6	100
脱脂粉乳	2	6	90
粉ゼラチン	3	9	—
うま味調味料	4	12	160
番茶(茶葉)	2	6	—
紅茶(茶葉)	2	6	—
レギュラーコーヒー	2	6	—
煎茶(茶葉)	2	6	—
ココア	2	6	—
抹茶	2	6	—
胚芽精米・精白米	—	—	170
もち米	—	—	175
無洗米	—	—	180

- 胚芽精米・精白米1合(180 mL)＝150g
- もち米1合 (180 mL)＝155g
- 無洗米1合 (180 mL)＝160g

2017年1月改訂

自分の食事を毎日記録しよう！

　自分が食べた食事内容を記録して点数化することで，エネルギー量や栄養バランスを常時見直すことができるようになります。また，次につくる献立の参考資料にもなり，食材の重さを調べることにも活用できます。料理のレパートリーも広がります。

　ご自身の使いやすいメモやスケジュール帳に，右記を参考にしながら食事記録をつけてみましょう。

使いかた

Step 1　食べた食品の種類とおおよその量を書き込みます。

Step 2　実際に計量するか，参考書を見て推測重量を書き込みます。

Step 3　4つの食品群に分類して点数を算出します。

Step 4　1日分の点数を食品群ごとに集計し，第1群〜第3群が各3点以上，第4群が9点以上になっているかをチェックします。

$$30 + 40 + 20 = 90 (g)$$
$$90 ÷ 350 = 0.25 ≒ 0.3 (点)$$
$$0.3 + 0.5 = 0.8 (点)$$

第6章

自分の食生活を評価しよう

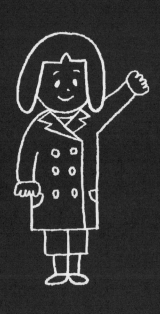

自分の食生活を評価してみよう

第4章では，自分のふだんの食事を，
第5章では，四群点数法に基づいた食事をそれぞれ記録して，
エネルギーや栄養素をどのくらい摂取しているのかを計算しました。
この章では，これらの結果を用いて，食事の評価方法について学びましょう。

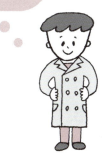

1 なぜ評価がたいせつ？

栄養計算をして，自分が摂取したエネルギーや栄養素を求めただけでは，食事をどのように改善したらよいかがわかりません。信頼できる基準値と照らし合わせて評価をすることによって，なにがどのくらい不足しているのか，どのくらい多いのかがわかります。

2 評価のために必要となる情報は？

厚生労働省は，日本人の望ましいエネルギーと栄養素の摂取量について，「日本人の食事摂取基準（2025年版）」（以下，食事摂取基準と略す）をまとめています。また，「四群点数法」では，食事摂取基準に見合うように，性，年齢階級，身体活動レベル別にそれぞれ目安となる食品摂取量及び点数を設定しています。

そこで，エネルギーや栄養素レベルでの評価には「食事摂取基準」を，食品レベルでの評価には「四群点数法」の標準重量を基準として使っていきます。

3 評価項目について

ここでは，(1) 食事摂取基準によるエネルギー及び栄養素摂取量の評価，(2) 四群点数法による食品摂取量の評価，(3) エネルギー及び栄養素の摂取内訳による評価，(4) エネルギー比率等の指標による評価をします。

1）食事摂取基準によるエネルギー及び栄養素摂取量の評価

食事摂取基準として示されているエネルギー及び栄養素の基準値と，前章の計算によって求められた自分自身のエネルギー及び栄養素摂取量とを比較します。このときの基準値は，自分の性・年齢階級，身体活動レベルに見合った数値を選択します。

2）四群点数法による食品摂取量の評価

四群点数法では，目標とする点数を摂取できるよう，各食品群の標準重量が示されています。この標準重量を満たせているか，評価をします。このときにも，自分の性・年齢階級，身体活動レベルに見合った標準重量を用いましょう。

3）エネルギー及び栄養素の摂取内訳による評価

同じエネルギーや栄養素でも，なにから得られたものなのかによって，体の中での利用のされかたが違うことがあります。たとえば，同じ鉄であっても，魚や肉中にあるヘム鉄は，卵，穀類や野菜に含まれる非ヘム鉄より吸収がよいことが知られています。このように，エネルギーや栄養素の供給源の内訳を評価することも重要です。

4）エネルギー比率等の指標による評価

エネルギーや栄養素は個人によって必要な量が違います。そこで，栄養素の内訳を比率で表すことによって他の人や基準と比較することができます。ここでは，エネルギー比率をおもに用いて評価をしていきましょう。

食事摂取基準について知ろう

それではまず,「食事摂取基準」についてみてみましょう。「食事摂取基準」は,健康な人がいまの健康を維持したり,よりよくしたり,また生活習慣病の予防,高齢者に対しては,低栄養やフレイル予防のために示された,エネルギー及び栄養素の基準です。
現在使われているのは「日本人の食事摂取基準(2025年版)」であり,使用期間は2025年4月から2030年3月までの5年間となります。

1 食事摂取基準の概要

　食事摂取基準の対象者は,健康な人です。ただし,高血圧,脂質異常症,糖尿病などの症状がみられても,自立した日常生活を送っている人は食事摂取基準を利用することができます。なんらかの疾患がある人は,その疾患の治療のためのガイドラインが優先されますが,補助的に食事摂取基準を利用することができます。

　食事摂取基準で示されている項目は,エネルギー及び栄養素摂取量の基準です。この基準をもとに,エネルギーや栄養素摂取量の評価や食事を計画することができます。

　対象となる摂取源は食事として摂取するものすべてです。一般の食品に加えて,栄養補助食品(サプリメント)なども含みますが,なんらかの疾患の治療を目的とした薬剤は含みません。

　食事摂取基準で示されている数値は,習慣的な摂取量を1日あたりにしたものです。毎日,食事摂取基準を厳格に守らなければならないというわけではなく,習慣的な摂取量,すなわち1か月程の期間の中での平均的な摂取量を考えればいいのです。

　食事摂取基準では,エネルギーに対してはBMIと,参考値として推定エネルギー必要量が示されています。栄養素に対しては,推定平均必要量,推奨量,目安量及び耐容上限量の4つの指標と,さらに,目標量が設定されています。栄養素によってこれら5つの指標のいずれか,もしくはこれらの組み合わせが示されています。

2 エネルギーの指標

　成人では,摂取するエネルギーよりも消費するエネルギーが少ないと体重が増加します。反対に,消費するエネルギーが多いと体重が減少します(図6-1)。この摂取エネルギーと消費エネルギーの差をエネルギー収支バランスといいますが,このエネルギー収支バランスの結果が体重の変化と体格に表れます。このため,エネルギーが適切に摂取できているかをみるための指標としてBMI (Body Mass Index:体格指数)と体重の変化を用います。

3 栄養素の指標

　食事摂取基準では,栄養素の指標は,図6-2に示すように3つの目的からなる5つの指標で構成されています。ある栄養素の摂取量が減っていくと,ある時点で欠乏する人が現れ,摂取量が増えていくと,ある時点で過剰となる人が現れます。このため,それぞれの栄養素を不足と過剰のリスクがないように摂取することが必要となります。図6-2に示すように,摂取不足の回避を目的とする指標は,「推定平均必要量」,「推奨量」,「目安量」があります。過剰摂取による健康障害の回避を目的とする指標は,「耐容上限量」,生活習慣病の発症予防を目的として設定された指標が「目標量」です。推定平均必要量は,半数の人が必要量を満たす量であ

図6-1 エネルギー収支バランスの基本概念

エネルギー摂取量とエネルギー消費量が等しいとき,体重の変化はなく,健康的な体格(BMI)が保たれる。エネルギー摂取量がエネルギー消費量を上回ると体重は増加し,肥満につながる。エネルギー消費量がエネルギー摂取量を上回ると体重は減少し,やせにつながる。

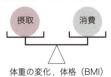

体重の変化,体格(BMI)

図6-2 栄養素の指標の目的と種類

目的	種類
摂取不足の回避	推定平均必要量、推奨量 *これらを推定できない場合の代替指標:目安量
過剰摂取による健康障害の回避	耐容上限量
生活習慣病の発症予防	目標量

り，推奨量は，ほとんどの人が充足している量を示しています。また，十分な科学的根拠が得られず，推定平均必要量と推奨量が設定できない場合に目安量が設定されています。目安量は，一定の栄養状態を維持するために充分な量であり，目安量以上を摂取している場合は不足のリスクはほとんどありません。そして，耐容上限量は，十分な科学的根拠が示されている栄養素にのみ設定されています。目標量は，生活習慣病の発症予防のために食事摂取基準を設定する必要はあるのですが，科学的根拠の集積がまだ十分ではない栄養素について当面の目標量として設定されています（図6-3）。

図6-3 栄養素の指標を理解するために

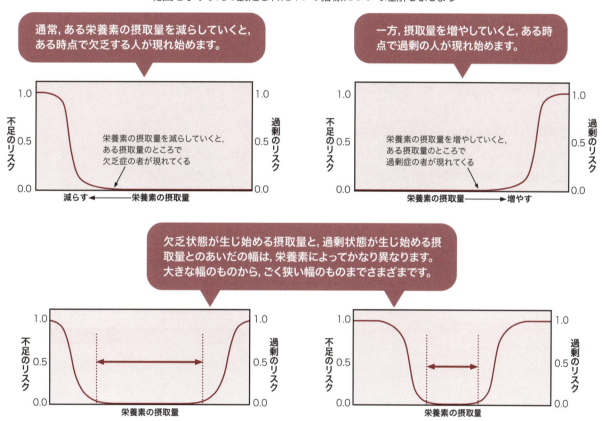

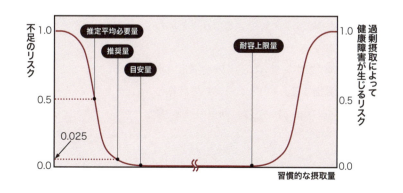

- 不足の確率が推定平均必要量では0.5（50%）であり，推奨量では0.02〜0.03（中間値として0.025）（2〜3%または2.5%）であることを示す。耐容上限量以上を摂取した場合には過剰摂取による健康障害が生じる潜在的なリスクが存在することを示す。そして，推奨量と耐容上限量との間の摂取量では，不足のリスク，過剰摂取による健康障害が生じるリスクともに0（ゼロ）に近いことを示す。
- 目安量については，推定平均必要量ならびに推奨量と一定の関係をもたない。しかし，推奨量と目安量を同時に算定することが可能であれば，目安量は推奨量よりも大きい（図では右方）と考えられるため，参考として付記した。
- 目標量は，他の概念と方法によって決められるため，ここには図示できない。

厚生労働省「日本人の食事摂取基準（2025年版）」より

1）推定平均必要量（EAR：estimated average requirement）

図6-4に示すように，ある集団に属している50％の人が必要量を満たすと推定される摂取量を「推定平均必要量」といいます。50％の人が満たすということは，同時に50％の人は必要量を満たしていない，不足の状態にあるということです。ある集団において測定されたデータから求めたものですので，「推定」した値となります。自分の摂取量が推定平均必要量に満たない場合，不足の可能性が50％より高いと判断できます。

2）推奨量（RDA：recommended dietary allowance）

ある集団に属しているほとんどの人（97〜98％）が必要量を満たすと推定される摂取量を「推奨量」といいます。推奨量は，推定平均必要量に，推奨量算定係数（摂取量の分布より求めた係数であり，栄養素によって異なる）をかけて算出します。自分の摂取量が推奨量を満たしていれば，不足の可能性はほとんどないと判断できます。

3）目安量（AI：adequate intake）

ある集団に属している人が良好な栄養状態を維持するために十分な量を「目安量」といいます。研究のデータが限られていて，推定平均必要量と推奨量を示すことができない場合に示されます。自分の摂取量が目安量を満たしていれば，不足の可能性はほとんどないと判断できます。

4）耐容上限量（UL：tolerable upper intake level）

ある集団に属しているほとんどすべての人が過剰摂取による健康障害を起こす可能性がないとみなされる習慣的な摂取量の最大の量を「耐容上限量」といいます。自分の摂取量が耐容上限量を超えている場合は過剰摂取と判断できます。栄養素によっては耐容上限量が設定されていない栄養素がありますが，これは設定するためのデータが限られているからであり，制限なく摂取してよいというものではありません。

5）目標量について（DG：tentative dietary goal for preventing life-style related diseases）

1）〜4）の4つの指標は，栄養素の摂取不足または過剰を判断するための基準ですが，これらとは別に，生活習慣病の発症予防を目的として設定された指標が「目標量」です。表6-1にあるように，内容からみると大きく3種類に分類できます。日本人の食事摂取基準（2025年版）では，たんぱく質，脂質，飽和脂肪酸，炭水化物，食物繊維，ナトリウム（食塩相当量），カリウムについて策定されています。また，生活習慣病の発症予防を目的とした複合的な指標としてエネルギー産生栄養素バランスが示されています。

図6-4 推定平均必要量の考え方

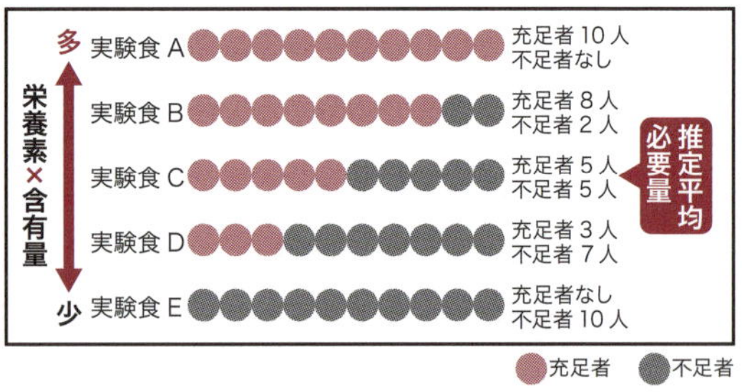

多	実験食A ●●●●●●●●●●	充足者10人 不足者なし
	実験食B ●●●●●●●●●●	充足者8人 不足者2人
栄養素×含有量	実験食C ●●●●●●●●●●	充足者5人 不足者5人
	実験食D ●●●●●●●●●●	充足者3人 不足者7人
少	実験食E ●●●●●●●●●●	充足者0人 不足者10人

●充足者　●不足者

推定平均必要量はなぜ"推定"なのでしょう

推定平均必要量は，実験によって求められた値であり，その対象集団は限られます。このような実験結果をすべての人たちにあてはめることは不可能です。この値は推定値にすぎないという理由から，「推定平均必要量」とよばれています。

表6-1 内容からみた目標量の種類と栄養素

内容からみた目標量の種類	栄養素
望ましいと考えられる摂取量よりも現在の日本人の摂取量が少ない栄養素	食物繊維 カリウム
望ましいと考えられる摂取量よりも現在の日本人の摂取量が多い栄養素	飽和脂肪酸 ナトリウム（食塩相当量）
生活習慣病の発症予防を目的とした複合的な指標	エネルギー産生栄養素バランス（たんぱく質，脂質，炭水化物（アルコールを含む）が総エネルギーに占めるべき割合）

出所）厚生労働省「日本人の食事摂取基準（2025年版）」より作成

4　食事摂取基準値早見表の見かた

食事摂取基準値早見表は，エネルギーや栄養素別に設定された「食事摂取基準」の各数値を，対象者別に編集しなおし，年齢・性別・身体活動レベル別に基準値を一覧できるようまとめたものです。本書では，18〜29歳について掲載します（表6-2〜6-7）。

この表に示された数値は，標準体重で算出された数値も含みます。自分に適した食事摂取基準は次項の**「自分に適したエネルギー及び栄養素摂取量を算出する」**（113ページ）で計算していきましょう。また，自分がどの身体活動レベルに属するのかについては，同項の**「3．身体活動レベルを決めよう」**（114ページ）を参照してください。

表6-2 食事摂取基準値早見表

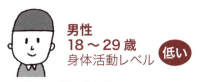

男性 18〜29歳 身体活動レベル 低い

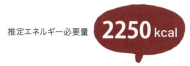

推定エネルギー必要量 **2250 kcal**
1人1日あたり

	栄養素名	推定平均必要量	推奨量	目安量	耐容上限量	目標量
	たんぱく質★	50g	65g	—	—	13以上20%以下（75〜115g）*1
脂質	脂質★	—	—	—	—	20以上30%以下（51〜77g）*1
	飽和脂肪酸	—	—	—	—	7.0%以下（〜18g）*1
	n-6系脂肪酸	—	—	12g	—	—
	n-3系脂肪酸	—	—	2.2g	—	—
炭水化物	炭水化物★	—	—	—	—	50以上65%以下（288〜374g）*1
	食物繊維★	—	—	—	—	20g以上
ビタミン 脂溶性	ビタミンA★	600μgRAE	850μgRAE	—	2700μgRAE	—
	ビタミンD★	—	—	9.0μg	100μg	—
	ビタミンE	—	—	6.5mg	800mg	—
	ビタミンK	—	—	150μg	—	—
ビタミン 水溶性	ビタミンB1★	0.7mg	1.0mg	—	—	—
	ビタミンB2★	1.1mg	1.3mg	—	—	—
	ナイアシン	11mgNE	13mgNE	—	300(80)mg*2	—
	ビタミンB6	1.2mg	1.5mg	—	55mg	—
	ビタミンB12	—	—	4.0μg	—	—
	葉酸★	200μg	240μg		850μg	—
	パントテン酸	—	—	6mg	—	—
	ビオチン	—	—	50μg	—	—
	ビタミンC★	80mg	100mg	—	—	—
ミネラル 多量	ナトリウム（食塩）★	600mg(1.5g)	—	—	—	(7.5g未満)
	カリウム★	—	—	2500mg	—	3000mg以上
	カルシウム★	650mg	800mg	—	2500mg	—
	マグネシウム	280mg	340mg	—	—	—
	リン★	—	—	1000mg	3000mg	—
ミネラル 微量	鉄★	5.5mg	7.0mg	—	—	—
	亜鉛★	7.5mg	9.0mg	—	40mg	—
	銅	0.7mg	0.8mg	—	7mg	—
	マンガン	—	—	3.5mg	11mg	—
	ヨウ素	100μg	140μg	—	3000μg	—
	セレン	25μg	30μg	—	400μg	—
	クロム	—	—	10μg	500μg	—
	モリブデン	20μg	30μg	—	600μg	—

*1 %はエネルギー比率。ここでは独自に推定エネルギー必要量より目標量を算出し、（ ）内にg/日で表した。
*2 ナイアシンの耐容上限量はニコチンアミドのmg量、（ ）内はニコチン酸のmg量。
★は食事記録の演習で使用する項目。

1人1日あたりの重量と点数　1点＝80kcal

群別	第1群		第2群		第3群			第4群			合計
食品群	乳・乳製品	卵	魚介・肉	豆・豆製品	野菜	芋	果物	穀類	油脂	砂糖	
重量(g)	300	55	170	80	350	100	150	340	20	10	—
点数	2.5	1.0	3.5	1.0	1.0	1.0	1.0	13.0	2.0	0.5	26.5

1) 野菜はきのこ、海藻を含む。また、野菜の1/3以上は緑黄色野菜でとることとする。
2) エネルギー量（合計点数）は推定エネルギー必要量の約95％の割合で構成している。各人の必要に応じて適宜調節すること。

表6-3 食事摂取基準値早見表

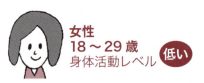
女性 18～29歳 身体活動レベル 低い

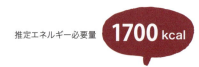
推定エネルギー必要量 1700 kcal
1人1日あたり

栄養素名			推定平均必要量	推奨量	目安量	耐容上限量	目標量
たんぱく質★			40g	50g	―	―	13以上20%以下(55～85g)*1
脂質	脂質★		―	―	―	―	20以上30%以下(38～57g)*1
	飽和脂肪酸		―	―	―	―	7.0%以下(～21g)*1
	n-6系脂肪酸		―	―	9g	―	―
	n-3系脂肪酸		―	―	1.7g	―	―
炭水化物	炭水化物★		―	―	―	―	50以上65%以下(206～268g)*1
	食物繊維★		―	―	―	―	18g以上
ビタミン	脂溶性	ビタミンA★	450μgRAE	650μgRAE	―	2700μgRAE	―
		ビタミンD★	―	―	9.0μg	100μg	―
		ビタミンE	―	―	5.0mg	650mg	―
		ビタミンK	―	―	150μg	―	―
	水溶性	ビタミンB₁★	0.5mg	0.7mg	―	―	―
		ビタミンB₂★	0.9mg	1.1mg	―	―	―
		ナイアシン	8mgNE	10mgNE	―	250(65)mg*2	―
		ビタミンB₆	1.0mg	1.2mg	―	45mg	―
		ビタミンB₁₂	―	―	4.0μg	―	―
		葉酸★	200μg	240μg	―	900μg	―
		パントテン酸	―	―	5mg	―	―
		ビオチン	―	―	50μg	―	―
		ビタミンC★	80mg	100mg	―	―	―
ミネラル	多量	ナトリウム(食塩)★	600mg(1.5g)	―	―	―	(6.5g未満)
		カリウム★	―	―	2000mg	―	2600mg以上
		カルシウム★	550mg	650mg	―	2500mg	―
		マグネシウム	230mg	280mg	―	―	―
		リン★	―	―	800mg	3000mg	―
	微量	鉄★ (月経あり)	7.0mg	10.0mg	―	―	―
		鉄★ (月経なし)	5.0mg	7.0mg	―	―	―
		亜鉛★	6.0mg	7.5mg	―	35mg	―
		銅	0.6mg	0.7mg	―	7mg	―
		マンガン	―	―	3.0mg	11mg	―
		ヨウ素	100μg	140μg	―	3000μg	―
		セレン	20μg	25μg	―	350μg	―
		クロム	―	―	10μg	500μg	―
		モリブデン	20μg	25μg	―	500μg	―

*1 %はエネルギー比率。ここでは独自に推定エネルギー必要量より目標量を算出し、( )内にg/日で表した。
*2 ナイアシンの耐容上限量はニコチンアミドのmg量、( )内はニコチン酸のmg量。
★は食事記録の演習で使用する項目。

1人1日あたりの重量と点数　1点=80kcal

群別	第1群		第2群		第3群			第4群			合計
食品群	乳・乳製品	卵	魚介・肉	豆・豆製品	野菜	芋	果物	穀類	油脂	砂糖	
重量(g)	250	55	100	80	350	100	150	240	15	10	―
点数	2.0	1.0	2.0	1.0	1.0	1.0	1.0	9.5	1.5	0.5	20.5

1) 野菜はきのこ、海藻を含む。また、野菜の1/3以上は緑黄色野菜でとることとする。
2) エネルギー量(合計点数)は推定エネルギー必要量の約95％の割合で構成している。各人の必要に応じて適宜調節すること。

表6-4 食事摂取基準値早見表

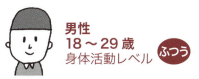

男性 18〜29歳 身体活動レベル ふつう

推定エネルギー必要量 **2600 kcal** 1人1日あたり

栄養素名		推定平均必要量	推奨量	目安量	耐容上限量	目標量
たんぱく質★		50g	65g	—	—	13以上20%以下(86〜133g)*1
脂質	脂質★	—	—	—	—	20以上30%以下(59〜88g)*1
	飽和脂肪酸	—	—	—	—	7.0%以下(〜20g)*1
	n-6系脂肪酸	—	—	12g	—	—
	n-3系脂肪酸	—	—	2.2g	—	—
炭水化物	炭水化物★	—	—	—	—	50以上65%以下(331〜431g)*1
	食物繊維★	—	—	—	—	20g以上
ビタミン 脂溶性	ビタミンA★	600μgRAE	850μgRAE	—	2700μgRAE	—
	ビタミンD★	—	—	8.5μg	100μg	—
	ビタミンE	—	—	6.0mg	850mg	—
	ビタミンK	—	—	150μg	—	—
ビタミン 水溶性	ビタミンB₁★	0.8mg	1.1mg	—	—	—
	ビタミンB₂★	1.3mg	1.6mg	—	—	—
	ナイアシン	13mgNE	15mgNE	—	300(80)mg*2	—
	ビタミンB₆	1.1mg	1.4mg	—	55mg	—
	ビタミンB₁₂	—	—	4.0μg	—	—
	葉酸★	200μg	240μg	—	900μg	—
	パントテン酸	—	—	6mg	—	—
	ビオチン	—	—	50μg	—	—
	ビタミンC★	80mg	100mg	—	—	—
ミネラル 多量	ナトリウム(食塩)★	600mg(1.5g)	—	—	—	(7.5g未満)
	カリウム★	—	—	2500mg	—	3000mg以上
	カルシウム★	650mg	800mg	—	2500mg	—
	マグネシウム	280mg	340mg	—	—	—
	リン★	—	—	1000mg	3000mg	—
ミネラル 微量	鉄★	5.5mg	7.0mg	—	—	—
	亜鉛★	7.5mg	9.0mg	—	40mg	—
	銅	0.7mg	0.8mg	—	7mg	—
	マンガン	—	—	3.5mg	11mg	—
	ヨウ素	100μg	140μg	—	3000μg	—
	セレン	25μg	30μg	—	400μg	—
	クロム	—	—	10μg	500μg	—
	モリブデン	20μg	30μg	—	600μg	—

*1 %はエネルギー比率。ここでは独自に推定エネルギー必要量より目標量を算出し、( )内にg/日で表した。
*2 ナイアシンの耐容上限量はニコチンアミドのmg量、( )内はニコチン酸のmg量。
★は食事記録の演習で使用する項目。

1人1日あたりの重量と点数 1点=80kcal

群別	第1群		第2群		第3群			第4群			合計
食品群	乳・乳製品	卵	魚介・肉	豆・豆製品	野菜	芋	果物	穀類	油脂	砂糖	
重量(g)	300	55	180	80	350	100	150	430	30	10	—
点数	2.5	1.0	3.5	1.0	1.0	1.0	1.0	17.0	3.0	0.5	31.5

1) 野菜はきのこ、海藻を含む。また、野菜の1/3以上は緑黄色野菜でとることとする。
2) エネルギー量(合計点数)は推定エネルギー必要量の約95%の割合で構成している。各人の必要に応じて適宜調節すること。

表6-5 食事摂取基準値早見表

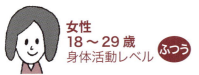

女性 18〜29歳 身体活動レベル ふつう

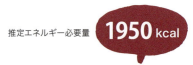

推定エネルギー必要量 **1950 kcal**

1人1日あたり

	栄養素名	推定平均必要量	推奨量	目安量	耐容上限量	目標量
	たんぱく質★	40g	50g	—	—	13以上20%以下(65〜100g)[*1]
脂質	脂質★	—	—	—	—	20以上30%以下(44〜67g)[*1]
	飽和脂肪酸	—	—	—	—	7.0%以下(〜15g)[*1]
	n-6系脂肪酸	—	—	9g	—	—
	n-3系脂肪酸	—	—	1.7g	—	—
炭水化物	炭水化物★	—	—	—	—	50以上65%以下(250〜325g)[*1]
	食物繊維★	—	—	—	—	18g以上
ビタミン	脂溶性 ビタミンA★	450μgRAE	650μgRAE	—	2700μgRAE	—
	ビタミンD★	—	—	9.0μg	100μg	—
	ビタミンE	—	—	5.0mg	650mg	—
	ビタミンK	—	—	150μg	—	—
	水溶性 ビタミンB₁★	0.6mg	0.8mg	—	—	—
	ビタミンB₂★	1.0mg	1.2mg	—	—	—
	ナイアシン	9mgNE	11mgNE	—	250(65)mg[*2]	—
	ビタミンB₆	1.0mg	1.2mg	—	45mg	—
	ビタミンB₁₂	—	—	4.0μg	—	—
	葉酸★	200μg	240μg	—	900μg	—
	パントテン酸	—	—	5mg	—	—
	ビオチン	—	—	50μg	—	—
	ビタミンC★	80mg	100mg	—	—	—
ミネラル	多量 ナトリウム(食塩)★	600mg(1.5g)	—	—	—	(6.5g未満)
	カリウム★	—	—	2000mg	—	2600mg以上
	カルシウム★	550mg	650mg	—	2500mg	—
	マグネシウム	230mg	280mg	—	—	—
	リン★	—	—	800mg	3000mg	—
	微量 鉄★ (月経あり)	7.0mg	10.0mg	—	—	—
	(月経なし)	5.0mg	6.0mg	—	—	—
	亜鉛★	6.0mg	7.5mg	—	35mg	—
	銅	0.6mg	0.7mg	—	7mg	—
	マンガン	—	—	3.0mg	11mg	—
	ヨウ素	100μg	140μg	—	3000μg	—
	セレン	20μg	25μg	—	350μg	—
	クロム	—	—	10μg	500μg	—
	モリブデン	20μg	25μg	—	500μg	—

[*1] %はエネルギー比率。ここでは独自に推定エネルギー必要量より目標量を算出し，( )内にg/日で表した。
[*2] ナイアシンの耐容上限量はニコチンアミドのmg量，( )内はニコチン酸のmg量。
★は食事記録の演習で使用する項目。

1人1日あたりの重量と点数　1点=80kcal

群別	第1群		第2群		第3群			第4群			合計
食品群	乳・乳製品	卵	魚介・肉	豆・豆製品	野菜	芋	果物	穀類	油脂	砂糖	
重量(g)	250	55	120	80	350	100	150	310	15	10	—
点数	2.0	1.0	2.5	1.0	1.0	1.0	1.0	12.0	1.5	0.5	23.5

1) 野菜はきのこ，海藻を含む。また，野菜の1/3以上は緑黄色野菜でとることとする。
2) エネルギー量(合計点数)は推定エネルギー必要量の約95%の割合で構成している。各人の必要に応じて適宜調節すること。

表 6-6 食事摂取基準値早見表

男性
18〜29歳
身体活動レベル 高い

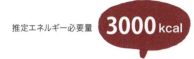

推定エネルギー必要量 3000 kcal
1人1日あたり

栄養素名		推定平均必要量	推奨量	目安量	耐容上限量	目標量
たんぱく質★		50g	65g	—	—	13以上20%以下（99〜153g）*1
脂質	脂質★	—	—	—	—	20以上30%以下（68〜102g）*1
	飽和脂肪酸	—	—	—	—	7.0%以下（〜23g）*1
	n-6系脂肪酸	—	—	12g	—	—
	n-3系脂肪酸	—	—	2.2g	—	—
炭水化物	炭水化物★	—	—	—	—	50以上65%以下（381〜496g）*1
	食物繊維★	—	—	—	—	20g以上
ビタミン	脂溶性	ビタミンA★	600μgRAE	850μgRAE	—	2700μgRAE	—
		ビタミンD★	—	—	9.0μg	100μg	—
		ビタミンE	—	—	6.5mg	800mg	—
		ビタミンK	—	—	150μg	—	—
	水溶性	ビタミンB1★	0.9mg	1.3mg	—	—	—
		ビタミンB2★	1.5mg	1.8mg	—	—	—
		ナイアシン	15mgNE	18mgNE	—	300（80）mg*2	—
		ビタミンB6	1.2mg	1.5mg	—	55mg	—
		ビタミンB12	—	—	4.0μg	—	—
		葉酸★	200μg	240μg	—	900μg	—
		パントテン酸	—	—	6mg	—	—
		ビオチン	—	—	50μg	—	—
		ビタミンC★	80mg	100mg	—	—	—
ミネラル	多量	ナトリウム（食塩）★	600mg（1.5g）	—	—	—	（7.5g未満）
		カリウム★	—	—	2500mg	—	3000mg以上
		カルシウム★	650mg	800mg	—	2500mg	—
		マグネシウム	280mg	340mg	—	—	—
		リン★	—	—	1000mg	3000mg	—
	微量	鉄★	5.5mg	7.0mg	—	—	—
		亜鉛★	7.5mg	9.0mg	—	40mg	—
		銅	0.7mg	0.8mg	—	7mg	—
		マンガン	—	—	3.5mg	11mg	—
		ヨウ素	100μg	140μg	—	3000μg	—
		セレン	25μg	30μg	—	400μg	—
		クロム	—	—	10μg	500μg	—
		モリブデン	20μg	30μg	—	600μg	—

*1 %はエネルギー比率。ここでは独自に推定エネルギー必要量より目標量を算出し，（ ）内にg/日で表した。
*2 ナイアシンの耐容上限量はニコチンアミドのmg量，（ ）内はニコチン酸のmg量。
★は食事記録の演習で使用する項目。

1人1日あたりの重量と点数　1点＝80kcal

群別	第1群		第2群		第3群			第4群			合計
食品群	乳・乳製品	卵	魚介・肉	豆・豆製品	野菜	芋	果物	穀類	油脂	砂糖	
重量（g）	380	55	220	100	350	100	150	510	30	10	—
点数	3.0	1.0	4.5	1.5	1.0	1.0	1.0	20.0	3.0	0.5	36.5

1）野菜はきのこ，海藻を含む。また，野菜の1/3以上は緑黄色野菜でとることとする。
2）エネルギー量（合計点数）は推定エネルギー必要量の約95％の割合で構成している。各人の必要に応じて適宜調節すること。

自分の食生活を評価しよう　111

表6-7 食事摂取基準値早見表

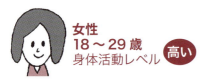
女性 18〜29歳 身体活動レベル 高い

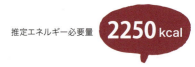
推定エネルギー必要量 2250 kcal
1人1日あたり

	栄養素名	推定平均必要量	推奨量	目安量	耐容上限量	目標量
	たんぱく質★	40g	50g	—	—	13以上20%以下（75〜115g）*1
脂質	脂質★	—	—	—	—	20以上30%以下（51〜77g）*1
	飽和脂肪酸	—	—	—	—	7.0%以下（〜17g）*1
	n-6系脂肪酸	—	—	9g	—	—
	n-3系脂肪酸	—	—	1.7g	—	—
炭水化物	炭水化物★	—	—	—	—	50以上65%以下（288〜374g）*1
	食物繊維★	—	—	—	—	18g以上
ビタミン 脂溶性	ビタミンA★	450μgRAE	650μgRAE	—	2700μgRAE	—
	ビタミンD★	—	—	9.0μg	100μg	—
	ビタミンE	—	—	5.0mg	650mg	—
	ビタミンK	—	—	150μg	—	—
ビタミン 水溶性	ビタミンB₁★	0.7mg	1.0mg	—	—	—
	ビタミンB₂★	1.1mg	1.3mg	—	—	—
	ナイアシン	11mgNE	13mgNE	—	250(65)mg*2	—
	ビタミンB₆	1.0mg	1.2mg	—	45mg	—
	ビタミンB₁₂	—	—	4.0μg	—	—
	葉酸★	200μg	240μg	—	900μg	—
	パントテン酸	—	—	5mg	—	—
	ビオチン	—	—	50μg	—	—
	ビタミンC★	80mg	100mg	—	—	—
ミネラル 多量	ナトリウム（食塩）★	600mg（1.5g）	—	—	—	（6.5g未満）
	カリウム★	—	—	2000mg	—	2600mg以上
	カルシウム★	550mg	650mg	—	2500mg	—
	マグネシウム	230mg	280mg	—	—	—
	リン★	—	—	800mg	3000mg	—
ミネラル 微量	鉄★（月経あり）	7.0mg	10.0mg	—	—	—
	鉄★（月経なし）	5.0mg	6.0mg	—	—	—
	亜鉛★	6.0mg	7.5mg	—	35mg	—
	銅	0.6mg	0.7mg	—	7mg	—
	マンガン	—	—	3.0mg	11mg	—
	ヨウ素	100μg	140μg	—	3000μg	—
	セレン	20μg	25μg	—	350μg	—
	クロム	—	—	10μg	500μg	—
	モリブデン	20μg	25μg	—	500μg	—

*1 ％はエネルギー比率。ここでは独自に推定エネルギー必要量より目標量を算出し，（ ）内にg/日で表した。
*2 ナイアシンの耐容上限量はニコチンアミドのmg量，（ ）内はニコチン酸のmg量。
★は食事記録の演習で使用する項目。

1人1日あたりの重量と点数　1点＝80kcal

群別	第1群		第2群		第3群			第4群			合計
食品群	乳・乳製品	卵	魚介・肉	豆・豆製品	野菜	芋	果物	穀類	油脂	砂糖	
重量(g)	300	55	150	80	350	100	150	360	20	10	—
点数	2.5	1.0	3.0	1.0	1.0	1.0	1.0	14.0	2.0	0.5	27.0

1) 野菜はきのこ，海藻を含む。また，野菜の1/3以上は緑黄色野菜でとることとする。
2) エネルギー量（合計点数）は推定エネルギー必要量の約95％の割合で構成している。各人の必要に応じて適宜調節すること。

自分に適したエネルギー及び栄養素摂取量を算出する

それでは実際に食事摂取基準の考えかたに従って，自分に適したエネルギー及び栄養素摂取量を算出していきましょう。

1 エネルギー

1 | BMIを計算しよう

自分のBMI（Body Mass Index：体格指数）を計算しましょう。体重（kg）を身長（m）で2回割ります。

$$\text{BMI}(kg/m^2) = \text{体重}(kg) / \text{身長}(m)^2$$

注）身長はセンチメートル（cm）ではなく，メートル（m）ですので気をつけましょう。

日本人の食事摂取基準（2025年版）では，成人に対して年齢区分ごとに目標とするBMIの範囲が設定されています。18〜49歳はBMI 18.5〜24.9 kg/m²，50〜64歳はBMI 20.0〜24.9 kg/m²，65〜74歳はBMI 21.5〜24.9 kg/m²，75歳以上はBMI 21.5〜24.9 kg/m²です。自分のBMIがこの範囲内で，かつ最近の体重変化がなくほぼ一定であれば，エネルギー摂取は適切であると判断できます。範囲より低い場合は体重を増やす，範囲より高い場合は体重を減らすことを目指しましょう。

ここからは推定エネルギー必要量を計算します。ここで，BMIが目標とする範囲に入っている場合は，現在の体重を用いて，次項の基礎代謝量以降を計算します。BMIが目標の範囲より低い場合は，BMIが目標範囲の下限になるときの体重（＝身長(m)×身長(m)×下限のBMI）を用いて，BMIが目標の範囲より高い場合は，BMIが目標範囲の上限になるときの体重（＝身長(m)×身長(m)×上限のBMI）を用いて，次項の基礎代謝量以降を計算しましょう。

2 | 基礎代謝量を計算しよう

まず，1日あたりの基礎代謝量を計算しましょう。基礎代謝量は"覚醒状態で必要な最小限のエネルギー"と定義され，仰臥位（仰向けで横になった状態）で安静にしているときに消費されるエネルギー量です。

$$\text{基礎代謝量}(kcal/日) = \text{基礎代謝量基準値}(kcal/kg/日) \times \text{体重}^*(kg)$$

注）BMIが目標とする範囲外の人は，1で算出した体重を用います。以下，実測体重と区別するために，体重*とします。

基礎代謝量基準値は，性別，年齢区分ごとに示されています。表6-8から自分の性・年齢にあった数値を選びます。

表6-8　参照体重における基礎代謝量

性別	男性			女性		
年齢	基礎代謝量基準値 (kcal/kg体重/日)	参照体重 (kg)	基礎代謝量 (kcal/日)	基礎代謝量基準値 (kcal/kg体重/日)	参照体重 (kg)	基礎代謝量 (kcal/日)
1〜2（歳）	61.0	11.5	700	59.7	11.0	660
3〜5（歳）	54.8	16.5	900	52.2	16.1	840
6〜7（歳）	44.3	22.2	980	41.9	21.9	920
8〜9（歳）	40.8	28.0	1140	38.3	27.4	1050
10〜11（歳）	37.4	35.6	1330	34.8	36.3	1260
12〜14（歳）	31.0	49.0	1520	29.6	47.5	1410
15〜17（歳）	27.0	59.7	1610	25.3	51.9	1310
18〜29（歳）	23.7	63.0	1490	22.1	51.0	1130
30〜49（歳）	22.5	70.0	1570	21.9	53.3	1170
50〜64（歳）	21.8	69.1	1510	20.7	54.0	1120
65〜74（歳）	21.6	64.4	1390	20.7	52.6	1090
75以上（歳）	21.5	61.0	1310	20.7	49.3	1020

3 | 身体活動レベルを決めよう

　身体活動レベル（physical activity level：PAL）とは，身体活動量の指標であり，1日あたりの総エネルギー消費量が基礎代謝量の何倍かを示したものです。身体活動レベルは，3区分に分類されています。次の身体活動レベル別にみた活動内容と活動時間の代表例の**表6-9**を参考にして，低い，ふつう，高いの中から自分にあったレベルを選びましょう。

表6-9 身体活動レベル別にみた活動内容と活動時間の代表例（18～64歳）

	低い	ふつう	高い
身体活動レベル基準値[1]	1.50 (1.40～1.60)	1.75 (1.60～1.90)	2.00 (1.90～2.20)
日常生活の内容[2]	生活の大部分が座位で，静的な活動が中心の場合	座位中心の仕事だが，職場内での移動や立位での作業・接客等，通勤・買物での歩行，家事，軽いスポーツ，のいずれかを含む場合	移動や立位の多い仕事への従事者。あるいは，スポーツ等余暇における活発な運動習慣をもっている場合
中程度の強度（3.0～5.9メッツ）の身体活動の1日当たりの合計時間（時間/日）[3]	1.65	2.06	2.53
仕事での1日当たりの合計歩行時間（時間/日）[3]	0.25	0.54	1.00

1　代表値。（　）内はおよその範囲。
2　Ishikawa-Takata K,et al.*Eur J Clin Nutr*.2008;62(7):885-891、Black AE,et al.*Eur J Clin Nutr*.1996;50(2);72-92. を参考に，身体活動レベル（PAL）に及ぼす職業の影響が大きいことを考慮して作成。
3　Ishikawa-Takata K,et al.*J Epidemiol*.2011;21(2):114-121. による。

4 | 推定エネルギー必要量を計算しよう

　推定エネルギー必要量は**2**で計算した基礎代謝量に身体活動レベル基準値をかけて算出します。身体活動レベルは，自分の身体活動にあったレベルを決めましょう。

> **推定エネルギー必要量**(kcal/日) ＝ **基礎代謝量**(kcal/日) × **身体活動レベル基準値**

身体活動レベル

身体活動レベル 低い	の場合は	**1.50**
身体活動レベル ふつう	の場合は	**1.75**
身体活動レベル 高い	の場合は	**2.00**

5 | 推定エネルギー必要量は要らない？！

　日本人の食事摂取基準（2015年版）から，エネルギーの指標としてBMIが採用され，推定エネルギー必要量が参考資料となりました。推定エネルギー必要量を計算する必要はないのでしょうか。栄養素の中には，エネルギーあたりの必要量が示されているものがいくつかあります。そのため，推定エネルギー必要量の算出をしないと計算できません。また，BMIや体重の変化などの情報が入手できないけれど食事を提供しなければならないとき，まずは参考として推定エネルギーを用いることもあります。推定エネルギー必要量の算出方法はぜひ覚えておいてください。

② たんぱく質

たんぱく質の食事摂取基準は，推定平均必要量と推奨量が示されています。体重*あたりの数値（0.73g/kg）※1が示されていますので，この数値に体重*をかけて算出します。推奨量は，推定平均必要量に 1.25 をかけます。1.25 という数値はたんぱく質の摂取量の分布から求められた数値で，栄養素によってこの数値は異なります。

※1 体重あたりのたんぱく質必要量
　　＝たんぱく質維持必要量÷利用効率
　　＝0.66 ÷ 0.90
　　＝0.73

推定平均必要量 (g/日) ＝ **体重*** (kg) **× 0.73** (g/kg)

推奨量 (g/日) ＝ **推定平均必要量 × 1.25**

また，目標量がエネルギー比率として示されています。たんぱく質エネルギー比率の目標量は 13 ～ 20％となります。これはたんぱく質からのエネルギーが総エネルギーに占める割合という意味です。

上記 ❶ で求めた自分の推定エネルギー必要量から，たんぱく質目標量 (g) を求めましょう。たんぱく質 1g あたりのエネルギーは 4 kcal/g です。

目標量（下限）(g/日) ＝ **推定エネルギー必要量 × $\frac{13}{100}$ ÷ 4**

目標量（上限）(g/日) ＝ **推定エネルギー必要量 × $\frac{20}{100}$ ÷ 4**

③ 脂質

脂質の食事摂取基準は，目標量がエネルギー比率として示されています。脂質エネルギー比率の目標量は 20％～ 30％ となります。これは脂質からのエネルギー量が総エネルギー量に占める割合という意味です。上記 ❶ で求めた自分の推定エネルギー必要量から，脂質目標量(g)を求めましょう。脂質 1 g あたりのエネルギーは 9 kcal です。

目標量（下限）(g/日) ＝ **推定エネルギー必要量 × $\frac{20}{100}$ ÷ 9**

目標量（上限）(g/日) ＝ **推定エネルギー必要量 × $\frac{30}{100}$ ÷ 9**

④ 炭水化物

炭水化物の食事摂取基準は，目標量がエネルギー比率として示されています。炭水化物エネルギー比率の目標量は 50 ～ 65％ となります。これは炭水化物からのエネルギーが総エネルギーに占める割合という意味です。

アルコール飲料を摂取した場合は，アルコールからのエネルギー摂取量も炭水化物エネルギー比率に含みます（アルコール 1g あたりのエネルギーは 7kcal）。

5 ビタミン B₁, B₂

　ビタミン B₁ と B₂ の食事摂取基準は，エネルギー 1000 kcal あたりで示されています。ビタミン B₁ の推定平均必要量は 0.30mg/1000kcal，推奨量は推定平均必要量に推奨量算定係数 1.4 を乗じた値となります。ビタミン B₂ の推定平均必要量は 0.50mg/1000kcal，推奨量は推定平均必要量に推奨量算定係数 1.2 を乗じた値となります。これは，ビタミン B₁ と B₂ どちらもエネルギー代謝に関与する栄養素であり，エネルギー摂取量が多くなるほど必要な量が増えるからです。

ビタミン B₁
推定平均必要量(mg/日) ＝ 推定エネルギー必要量 ÷ 1000 × 0.30
推奨量(mg/日) ＝ 推定平均必要量 × 1.4

ビタミン B₂
推定平均必要量(mg/日) ＝ 推定エネルギー必要量 ÷ 1000 × 0.50
推奨量(mg/日) ＝ 推定平均必要量 × 1.2

6 その他の栄養素

　その他の栄養素に関しては，自分の性・年齢区分にあった食事摂取基準値を使用しましょう。栄養素によって示されている指標が異なります。以下に，18 ～ 29 歳女性（月経あり）の場合の食事摂取基準を示しておきます。

表6-10　18 ～ 29 歳女性（月経あり）の場合の食事摂取基準値

	推定平均必要量	推奨量	目安量	目標量	耐容上限量
食物繊維 (g)				18 以上	
カリウム (mg)			2000	2600 以上	
カルシウム (mg)	550	650			2500
リン (mg)			800		3000
鉄 (mg)	7.0	10.0			
亜鉛 (mg)	6.0	7.5			35
ビタミン A (μgRAE)（レチノール活性当量）	450	650			2700
ビタミン D (μg)			9.0		100
葉酸 (μg)	200	240			900
ビタミン C (mg)	80	100			
食塩相当量 (g)	1.5			6.5 未満	

　「日本人の食事摂取基準（2025 年版）」では，エネルギー及び各栄養素の指標となる値が男女別・年齢区分ごとに公表されています。これは，『食品成分表（年度版）』食と健康に役立つデータ集（女子栄養大学出版部）に掲載しています。また，性・年齢区分・身体活動レベル別に各指標を一覧にしたものが，本書 107 ～ 112 ページの食事摂取基準値早見表です。

自分の食事を評価してみよう

ここでは、第4章で示した「自分しらべのフローチャート」(58ページ)の「Step4：基準値との比較」と「Step5：指導票の作成」について、第4章で調べたはなちゃんの食事記録を例にとりながら説明しましょう。

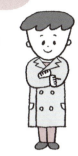

1 食事摂取基準によるエネルギー及び栄養素摂取量の評価

1) 自分に適したエネルギー及び栄養素摂取量が算出できましたので、食事記録から計算した結果と比較してみましょう。**記録用紙 No.6 の表 1** に、食事記録より計算した3日間の平均摂取量を**記録用紙 No.5** より転記します。

食塩相当量は、ナトリウムから計算することができます。食品ごとに食塩相当量を計算する方法とは、四捨五入の関係で全く同じにはならないかもしれませんが、近い値になるはずです。下記の式より確認をしてみましょう。

食塩相当量 (g) = **ナトリウム** (mg) **×2.54 ÷1000**

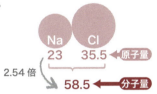

2) 次に、**表 1** の食事摂取基準の欄にエネルギー及び各栄養素の食事摂取基準値を記入しましょう。

表 1 は、はなちゃんの摂取量と食事摂取基準との比較です。エネルギー及び栄養素摂取量集計（71ページ）から、**記録用紙 No.6 の表 1** に3日間の平均摂取量を転記します。また前項（113～116ページ）の解説に従って算出した食事摂取基準値を記入します。

表1 食事摂取基準との比較　　No.6の 記入例

＊はなちゃんの食事摂取基準は、身長158cm、体重50.6kgで算出しています。

エネルギー及び栄養素			(3)日間の平均摂取量	食事摂取基準＊					
エネルギー		kcal	1372	推定エネルギー必要量	1700				
たんぱく質		g	41.5	推定平均必要量	37	推奨量	46		
				目標量	55 以上		85 以下		
脂質		g	44.5	目標量	38 以上		57 以下		
炭水化物		g	191.6						
食物繊維総量		g	10.9	目標量	18 以上				
ミネラル	ナトリウム	mg	2300						
	カリウム	mg	1283	目安量	2000	目標量	2600		
	カルシウム	mg	286	推定平均必要量	550	推奨量	650	耐容上限量	2500
	リン	mg	639	目安量	800	耐容上限量	3000		
	鉄	mg	4.1	推定平均必要量	7.0	推奨量	10.0		
	亜鉛	mg	5.2	推定平均必要量	6.0	推奨量	7.5	耐容上限量	35
ビタミン	レチノール活性当量	μg	251	推定平均必要量	450	推奨量	650	耐容上限量	2700
	D	μg	6.6	目安量	9.0	耐容上限量	100		
	B₁	mg	0.66	推定平均必要量	0.5	推奨量	0.7		
	B₂	mg	0.84	推定平均必要量	0.9	推奨量	1.0		
	葉酸	μg	204	推定平均必要量	200	推奨量	240	耐容上限量	900
	C	mg	69	推定平均必要量	80	推奨量	100		
食塩相当量		g	5.9	目標量	6.5 未満				

3）食事摂取基準の値と比較して，自分の摂取量はどうでしたか？ 以下の点から評価しましょう。

❶ 推定エネルギー必要量は参考値ですが，自分の摂取量とかなりかけ離れている場合はその理由を考えてみましょう。自分のふだんの食べ方よりも少なかったり，多かったりしませんでしたか。BMI は目標とする範囲に入っていましたか。
❷ 推定平均必要量及び推奨量が設定されている栄養素は，摂取量が推定平均必要量より多い（不足の可能性が 50% 未満）か，推奨量より多い（不足の可能性がほとんどない）か。
❸ 目安量が設定されている栄養素は，摂取量が目安量より多い（不足の可能性がほとんどない）か。
❹ 耐容上限量が設定されている栄養素は，摂取量が耐容上限量を超えていない（過剰摂取の可能性がない）か。
❺ 目標量が設定されている栄養素は，摂取量が目標量を達成できているか。

❷ 四群点数法による食品摂取量の評価

1）食事記録より求めた 3 日間の食品群別平均摂取重量（g）を，**記録用紙 No.6 の表 2** に**記録用紙 No.4** より転記します。

2）標準重量には，資料「4 つの食品群の年齢別・性別・身体活動レベル別食品構成」（第 5 章 83 ページ）を参照して，自分の性・年齢区分・身体活動レベルにあった標準重量を転記します。さらに，標準重量に対する 3 日間の平均摂取重量の摂取割合を求めて記入します。

3）また，No.4 より 3 日間の食事区分別平均摂取重量（g）を転記し，それらの合計重量（g）を算出して，合計重量に対する食事区分別平均摂取重量の割合%を求めて記入します。

右の**表 2**は，はなちゃんの 3 日間の食事についての記入例です。

4）四群点数法の標準重量と比較して，自分の摂取重量はどうでしたか？ 標準重量を満たせていない食品群はありましたか？ また，食事区分によって摂取重量に大きな偏りはありませんでしたか？ 評価をしてみましょう。

No.6 の 記入例

表 2 四群点数法の標準重量に対する摂取割合・食事区分別摂取割合

		（3）日間の平均摂取重量(g)	標準重量(g)	摂取割合(%)
第1群	乳・乳製品	93.3	250	37
	卵	50.0	55	91
第2群	魚介	21.0	100	72
	肉	51.0		
	豆・豆製品	1.0	80	0.01
第3群	緑黄色野菜	32.0	350	38
	淡色野菜	102.2		
	芋	0.0	100	0
	果物	0.0	150	0
第4群	穀類	203.3	240	85
	油脂	13.0	15	87
	砂糖	17.7	10	177
	菓子・種実	33.0		
	飲料	537.3		
	調味料	78.9		
	その他	20.7		

食事区分	食事区分別平均摂取重量(g)	合計重量(g)	合計重量に対する摂取割合(%)
朝食	293.7		23.4
昼食	314.0	1254.4	25.2
夕食	355.4		28.3
間食	291.3		23.2

3 エネルギー及び栄養素摂取量の内訳による評価

次に，記録用紙 No.6 の表3に，エネルギーと栄養素のうちたんぱく質，鉄について，その摂取内訳をまとめてみましょう。

1 エネルギーの内訳

（1）穀類（kcal）

穀類のエネルギー量をピックアップし，1日ごとに合計し，3日間の平均を出しましょう。穀類由来のエネルギーがどのくらいかを示したものです。次項で穀類エネルギー比を算出するために使います。

（2）アルコール（kcal）

アルコール飲料のエネルギー量をピックアップし，1日ごとに合計し，3日間の平均を出しましょう。ただし，調理に使用したアルコール類は含みません。アルコール飲料を摂取した場合は，アルコールからのエネルギー摂取量も炭水化物エネルギー比率に含みます。ただし，アルコールは，人にとって必須の栄養素ではありません。そのため，アルコールの摂取を勧めるものではないことを覚えておきましょう。

2 たんぱく質，鉄の内訳

（1）動物性（g）

記録用紙 No.5 より，乳・乳製品，卵，魚介，肉のたんぱく質量の平均を記入しましょう。

（2）植物性（g）

記録用紙 No.5 より，豆・豆製品，野菜，芋，果物，穀類のたんぱく質量（総たんぱく質量－動物性たんぱく質量）の平均を記入しましょう。

（3）ヘム鉄（mg）

魚介，肉のみの鉄量を1日ごとに合計します。これに **0.4 をかけ**，3日間の平均を出しましょう。魚介，肉中の鉄の約40%がヘム鉄であるため，計算して求めます。ヘム鉄の吸収率は23〜35%で，非ヘム鉄の5%と比べて吸収率が高いです。

次の**表3**は，はなちゃんの3日間の食事についての記入例です。

表3 エネルギーおよび栄養素の摂取内訳

			（3）日間の平均
エネルギー	穀類	kcal	657
	アルコール	kcal	0
たんぱく質	動物性	g	25.6
	植物性	g	15.9
鉄	ヘム鉄	mg	0.3

No.6 の 記入例

4 エネルギー比率等の指標による評価

さらに，**記録用紙 No.6 の表 4** に，たんぱく質，脂質，炭水化物，穀類のエネルギー比率，及び動物性たんぱく質比率を求めて，まとめましょう。下記の**表 4** は，はなちゃんの 3 日間の食事についての記入例です。

1 | 各種のエネルギー比率の計算

記録用紙 No.6 の表 1 の 3 日間の平均値を用いて，エネルギー比率を計算します。これは，総エネルギー摂取量のうち，各々の栄養素由来のエネルギーが占める割合です。

まず，下記の①と②のように，たんぱく質及び脂質からのエネルギー摂取量を計算します。次に，炭水化物エネルギー比率は，総エネルギー摂取量を 100（％）とし，たんぱく質・脂質エネルギー比率を差し引きます。アルコールも 1g あたり 7.0kcal エネルギーがありますので大量摂取の場合考慮は必要です（PFC 比率のくわしい解説は，第 2 章 23 ページ参照）。

❶ たんぱく質（g）× **4**（kcal/g）＝たんぱく質エネルギー（kcal）
❷ 脂質（g）× **9**（kcal/g）＝脂質エネルギー（kcal）

たんぱく質エネルギー比率（P）＝たんぱく質（g）× 4（kcal/g）÷総エネルギー量（kcal）× 100
➡ 目安は 13 ～ 20 ％ です。

脂質エネルギー比率（F）＝脂質（g）× 9（kcal/g）÷総エネルギー量（kcal）× 100
➡ 目安は 20 ～ 30% です。

炭水化物エネルギー比率（C）＝ 100 －たんぱく質エネルギー比率（P）－脂質エネルギー比率（F）
➡ 目安は 50 ～ 65% です。

（アルコール飲料を摂取した場合）
アルコール（g）× 7（kcal/g）＝アルコールエネルギー（kcal）
穀類エネルギー比率＝穀類エネルギー量÷総エネルギー摂取量× 100
➡ 目安は 50% です。ごはんなどの穀類は，炭水化物の供給源として欠かせない食品です。穀類をとらないと栄養バランスの悪い食事となる可能性があります。

2 | 動物性たんぱく質比率の計算

動物性たんぱく質比率＝動物性たんぱく質量＊÷総たんぱく質量＊＊× 100
➡ 目安は 50% です。動物性たんぱく質は体内での利用効率がよいのですが，とりすぎると脂質の摂取量も多くなってしまいます。動物性と植物性は同じくらいが理想です。

＊穀類エネルギー量は記録用紙 No.6 の表 3 で算出したもの。

＊動物性たんぱく質量は記録用紙 No.6 の表 3 で算出したもの。
＊＊総たんぱく質量は記録用紙 No.6 の表 1 の 3 日間の平均摂取量。

表 4 各種のエネルギー比率と動物性たんぱく質比率

	（ 3 ）日間の平均	目安
たんぱく質エネルギー比率（P）	12.1 %	13 ～ 20%
脂質エネルギー比率（F）	29.2 %	20 ～ 30%
炭水化物エネルギー比率（C）	58.7 %	50 ～ 65%
穀類エネルギー比率	47.9 %	50%
動物性たんぱく質比率	61.7 %	50%

No.6 の **記入例**

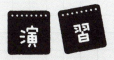

自分の食事記録から各表を完成させましょう。

表1 食事摂取基準との比較

エネルギー及び栄養素		（　）日間の平均摂取量	食事摂取基準		
エネルギー	kcal		推定エネルギー必要量		
たんぱく質	g		推定平均必要量		推奨量
			目標量　　　　　以上　　　　　以下		
脂質	g		目標量　　　　　以上　　　　　以下		
炭水化物	g				
食物繊維総量	g		目標量　　　　　以上		
ミネラル	ナトリウム	mg				
	カリウム	mg		目安量		目標量
	カルシウム	mg		推定平均必要量	推奨量	耐容上限量
	リン	mg		目安量		耐容上限量
	鉄	mg		推定平均必要量		推奨量
	亜鉛	mg		推定平均必要量	推奨量	耐容上限量
ビタミン	レチノール活性当量 μg			推定平均必要量	推奨量	耐容上限量
	D	μg		目安量		耐容上限量
	B₁	mg		推定平均必要量		推奨量
	B₂	mg		推定平均必要量		推奨量
	葉酸	μg		推定平均必要量	推奨量	耐容上限量
	C	mg		推定平均必要量		推奨量
食塩相当量	g		目標量　　　　　未満		

対象となる食事摂取基準

[　　　] ～ [　　　] 歳
男　・　女
身体活動レベル　低い・ふつう・高い

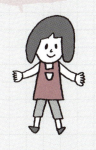

どんな数値になるかドキドキね。

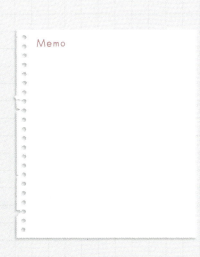

自分の食生活を評価しよう

表2 四群点数法の標準重量に対する摂取割合・食事区分別摂取割合

	（　）日間の 平均摂取重量(g)	標準重量(g)	摂取割合(％)
♠第1群　乳・乳製品			
卵			
♥第2群　魚介		⎫	
肉		⎬	
豆・豆製品		⎭	
♣第3群　緑黄色野菜		⎫	
淡色野菜		⎬	
芋			
果物			
♦第4群　穀類			
油脂			
砂糖			
菓子・種実		—	—
飲料		—	—
調味料		—	—
その他		—	—

食事区分	食事区分別 平均摂取重量(g)	合計重量(g)	合計重量に対する 摂取割合(％)
朝食		⎫	
昼食		⎬	
夕食		⎭	
間食			

表3 エネルギー及び栄養素の摂取内訳

			（　）日間の平均
エネルギー	穀類	kcal	
	アルコール	kcal	
たんぱく質	動物性	g	
	植物性	g	
鉄	ヘム鉄	mg	

表4 各種のエネルギー比率と動物性たんぱく質比率

	（　）日間の平均	目安
たんぱく質エネルギー比率(P)	％	13～20％
脂質エネルギー比率(F)	％	20～30％
炭水化物エネルギー比率(C)	％	50～65％
穀類エネルギー比率	％	50％
動物性たんぱく質比率	％	50％

	（　）日間の平均	標準重量(g)	摂取割合(％)

自分の食事指導票を作成しよう

それでは実際に、自分に対して食事指導票を書いてみましょう。
これまでに評価をしてきた内容をもとに、
客観的にアドバイスを考えていきましょう。

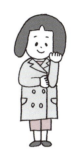

1 食事摂取基準に照らし合わせて評価しよう

まずは、**記録用紙No.7**食事指導票に自分の氏名、年齢、性別、身長、体重、BMI、身体活動レベル、また食事記録を行った日付を記入します。ここでは、はなちゃんの食事評価を例にとりながら説明しましょう。

1 どのように評価する？

記録用紙No.6の表1で、食事記録3日間の平均摂取量と食事摂取基準とを比較しました。エネルギーについては自分のBMIと体重の変化から、いまの摂取量が適正かを評価しましょう。EERはあくまでも参考です。栄養素については、EAR及びRDAが示されているものについて、EAR未満、EAR以上RDA未満、RDA以上のどれに当てはまるかを選択し、不足の可能性について考察しましょう。ULが設定されている栄養素については、RDA以上UL未満かUL以上かのどちらかを選択し、過剰摂取の可能性について考察しましょう。

EER: 推定エネルギー必要量
EAR: 推定平均必要量
RDA: 推奨量
UL: 耐容上限量

2 書きかたの注意事項

エネルギーは、表に自分の摂取量と推定エネルギー必要量とを転記します。

栄養素は、摂取量とともにEAR、RDAを転記し、摂取量がEAR未満か、EAR以上RDA未満か、RDA以上か（ULが設定されている栄養素についてはUL未満かUL以上か）のいずれかの当てはまるところに○を記入します。

3 表の見かた

エネルギーについては、BMIが目標範囲に入っていて、かつ最近の体重の変化がほとんどない場合、適正と評価できます。BMIが基準目標範囲よりも低かったり、体重が減少していて、基準範囲から外れる方向にある場合、エネルギー摂取不足の可能性があります。BMIが基準目標範囲よりも高かったり、体重が増加していて、基準範囲から外れる方向にある場合、エネルギー摂取過剰の可能性があります。

栄養素については次の❶〜❸を参考に評価します。

❶摂取量がEARより少ない場合→不足の可能性が50％よりも高い
❷摂取量がEAR以上RDA未満の場合→不足の可能性は50％以下
❸摂取量がRDA以上の場合→不足の可能性はほとんどない。ただし、UL以上の場合は過剰摂取の可能性がある。

表1は、はなちゃんの食事評価から導いた記入例です。

はなちゃんの場合、BMIは目標範囲内ですが、エネルギー摂取量が少ないため、体重の変化を観察していく必要があります。そして、カルシウム、鉄、亜鉛、レチノール活性当量、ビタミンB₂、ビタミンCの摂取量がEAR未満のため、不足の可能性が高い（50％以上）です。

表1 食事摂取基準との比較

No.7の 記入例

●エネルギー

	摂取量	EER
エネルギー　kcal	1372	1700

EER：推定エネルギー必要量

●栄養素

	摂取量	EAR	RDA	EAR未満 (不足の可能性：50%より高い)	EAR以上RDA未満 (不足の可能性：50%以下)	RDA以上 (不足の可能性：ほとんどない)		
たんぱく質　g	41.5	37.0	46.0		○			
カルシウム　mg	286	550	650	○			UL未満	UL以上
鉄　mg	4.1	7.0	10.0	○				
レチノール活性当量　μg	251	450	650	○			UL未満	UL以上
ビタミンB₁　mg	0.66	0.5	0.7			○		
ビタミンB₂　mg	0.84	0.9	1.0		○			
葉酸　μg	204	200	240		○			
ビタミンC　mg	69	80	100	○				

EAR：推定平均必要量　　RDA：推奨量　　UL：耐容上限量

2 四群点数法の食品群別摂取量に照らし合わせて評価しよう

1 どのように評価する？

記録用紙No.6の表2で，食事記録3日間の平均摂取重量と四群点数法の標準重量とを比較しました。標準重量を満たして摂取できているかを評価しましょう。

2 書きかたの注意事項

上記の食品群ごとの平均摂取重量及び四群点数法の標準重量を記録用紙No.7の表2へ転記します。さらに，標準重量を満たしていれば（平均摂取重量≧標準重量）○を，満たしていなければ（平均摂取重量＜標準重量）×を記入しましょう。

3 表の見かた

○がついた食品群は適切な量が摂取できているといえますが，×がついた食品群は標準重量に達していません。どのくらい不足しているのか，考察してみてください。

表2は，はなちゃんの食事の記入例です。はなちゃんの場合，砂糖以外は標準重量に達していません。特に，乳・乳製品，豆・豆製品，野菜は標準重量の半分以下です。芋と果物は3日間で全く摂取できていません。

表2 四群点数法の標準重量に対する評価

No.7の 記入例

		（3）日間の 平均摂取重量(g)	標準重量(g)	標準重量を 満たしている食品群
第1群	乳・乳製品	93.3	250	×
	卵	50.0	55	×
第2群	魚介	21.0	100	×
	肉	51.0		×
	豆・豆製品	1.0	80	×
第3群	緑黄色野菜	32.0	350	×
	淡色野菜	102.2		×
	芋	0.0	100	×
	果物	0.0	150	×
第4群	穀類	203.3	240	×
	油脂	13.0	15	×
	砂糖	17.7	10	○
	菓子・種実	33.0		
	飲料	537.3		
	調味料	78.9		
	その他	20.7		

3 エネルギー産生栄養素バランス（PFC比率）に照らし合わせて評価しよう

1 どのように評価する？

記録用紙 No.6 の表4において，たんぱく質（P），脂質（F），炭水化物（C）のエネルギー比率を計算しました。これを図で表しましょう。エネルギー産生栄養素のバランスを視覚的に評価することができます。

2 書きかたの注意事項

上記のたんぱく質（P），脂質（F），炭水化物（C）のエネルギー比率を記録用紙 No.7 の図1にそれぞれ転記し，また，当てはまる箇所にプロットします。各プロットを線で結びましょう。

3 図の見かた

図の円周上が目安のエネルギー比の中間の値です。斜線で示した領域が目安の範囲内になります。右の図1は，はなちゃんの食事のPFC比率をグラフ化した記入例です。はなちゃんの場合，脂質が目標量の範囲よりも多くなっています。

No.7 の 記入例

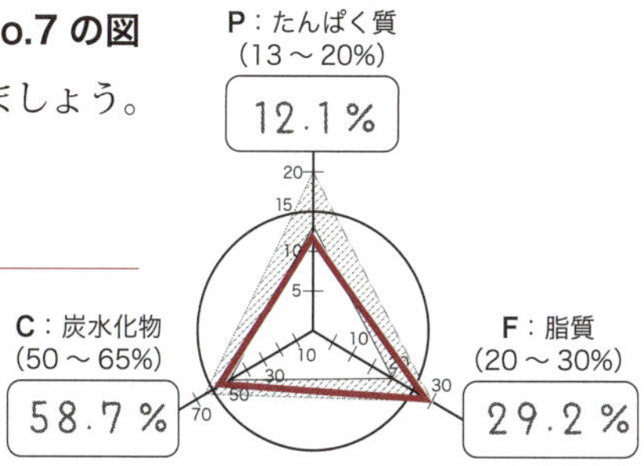

P：たんぱく質（13～20%） 12.1%
C：炭水化物（50～65%） 58.7%
F：脂質（20～30%） 29.2%

図1 エネルギー産生栄養素バランス

4 アドバイスを書こう

1 どのようにアドバイスする？

これまでの評価内容をもとに，自分に対して食事のアドバイスをしてみましょう。まず表1，表2，図1からわかったことを書きましょう。表1はエネルギー，栄養素摂取量の評価です。エネルギー摂取量は適正ですか（これは BMI から判断します）。不足の可能性が高い栄養素，過剰摂取の可能性が高い栄養素は何でしょうか。表2は食品群別摂取量の評価です。標準重量を満たしていない食品は何でしょうか。図1はたんぱく質，脂質，炭水化物のエネルギー比率です。目安のとりかたができているでしょうか。どれかに偏ってはいないでしょうか。

最後に，これらの評価からあがってきた問題点を解決するため，食事をどのように改善したらいいのかを考えてみましょう。このとき，自分が他人にアドバイスをするつもりで書いてみましょう。今の食事に加えて，食品もしくは料理としてなにをどのくらい食べたらいいのか，もしくは，今の食事のなにをどのように変えたらいいのかを具体的に書きます。

あなたへの食事アドバイス　　　　　　　　　　　　　　　　　　**No.7 の 記入例**

表1 エネルギー及び栄養素摂取量を、食事摂取基準を用いて評価しました。	**まとめ**　エネルギー摂取量が不足していますが、BMI が目標範囲内であるため体重変化を観察しましょう。しかし、たんぱく質からのエネルギーの摂取割合が低く間食の摂取割合は14%であり、食事記録の内容から、チョコレートや甘い飲み物を間食として摂取していました。間食は1日に摂取する総エネルギー（点数）の10%以内を目安にしましょう。また、菓子類のかわりに不足している果物やいも類（ふかし芋など）、牛乳を間食に取り入れてみてはいかがでしょうか。さらに、毎日ではなくても朝食にごはんを主食とした食事にして、納豆や卵焼き、野菜たっぷりのみそ汁を取り入れるようにすると、不足していた豆・豆製品や野菜を摂取することができます。野菜は、ほうれんそうやブロッコリーなどの緑黄色野菜を意識すると、より充実した食事になるでしょう。
エネルギー摂取量が不足しています。さらに、カルシウム、鉄、亜鉛、ビタミンA、ビタミンB₂、ビタミンC の摂取量が EAR 未満のため、不足の可能性が高いです。	
表2 食品群別摂取量を、四群点数法の標準重量を用いて評価しました。	
標準重量に達していない食品群がほとんどです。特に、乳・乳製品、豆・豆製品、野菜、芋、果物の摂取量が少ないです。また、菓子類や飲料の摂取も多いです。	
図1 総エネルギー摂取量に対するたんぱく質、脂質、炭水化物由来のエネルギーの割合を示したものです。斜線内が摂取目安です。	
たんぱく質からのエネルギーの割合が低いです。たんぱく質の摂取量を増やしましょう。	

2 PDCAサイクルについて

　自分の食生活を振り返ってみて，どうでしたか。栄養状態を客観的に評価・判定して，その状態に応じて栄養教育を行ったり，適切な栄養補給を行ったりすることによって，栄養状態をよりよい方向に導いていく活動を栄養ケア・マネジメントといいます。栄養ケア・マネジメントにおいて，適切に問題を解決していくための考えかたとして，PDCAサイクルの手法が使われてきました。Pは計画（Plan），Dは実施（Do），Cは評価（Check），Aは改善（Act）です。これらはサイクルとなっており，順を追って行われます。これまで，自分の食生活を評価（Check）してきましたので，ぜひ自分の食生活を改善（Act）し，次の食事の計画（Plan），実施（Do）へとつなげ，そしてまた評価（Check）をして，よりよい食生活を送れるように努力をしていきましょう。

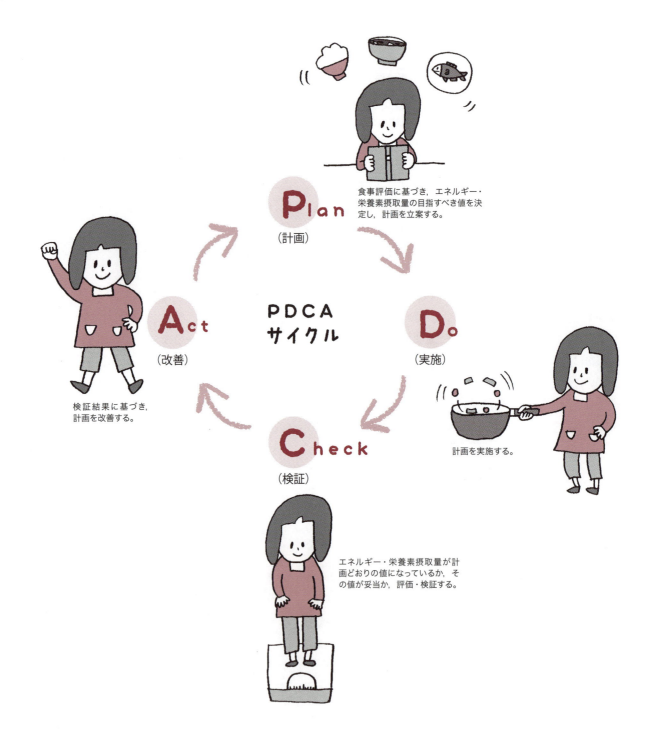

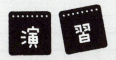

自分の食事評価表から食事指導票を完成させましょう。

氏名	[ ] 歳 男・女	食事記録実施日（西暦） 年
身長 cm　体重 kg		月　日　曜日
BMI kg/m² 　身体活動レベル 低い・ふつう・高い		月　日　曜日
		月　日　曜日

表1 食事摂取基準との比較

●エネルギー

	摂取量	EER
エネルギー kcal		

EER：推定エネルギー必要量

●栄養素

	摂取量	EAR	RDA	EAR 未満 (不足の可能性：50％より高い)	EAR以上RDA 未満 (不足の可能性：50％以下)	RDA 以上 (不足の可能性：ほとんどない)
たんぱく質 g						
カルシウム mg						UL 未満 ／ UL 以上
鉄 mg						
レチノール活性当量 µg						UL 未満 ／ UL 以上
ビタミンB_1 mg						
ビタミンB_2 mg						
葉酸 µg						
ビタミンC mg						

EAR：推定平均必要量　RDA：推奨量　UL：耐容上限量

表2 四群点数法の標準重量に対する評価

		（ 3 ）日間の平均摂取重量(g)	標準重量(g)	標準重量を満たしている食品群
第1群	乳・乳製品			
	卵			
第2群	魚介		}	
	肉			
	豆・豆製品			
第3群	緑黄色野菜		}	
	淡色野菜			
	芋			
	果物			
第4群	穀類			
	油脂			
	砂糖			
	菓子・種実			
	飲料			
	調味料			
	その他			

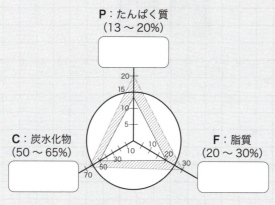

P：たんぱく質
(13〜20%)

C：炭水化物
(50〜65%)

F：脂質
(20〜30%)

図1 エネルギー産生栄養素バランス

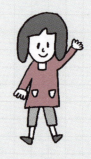

あなたへの食事アドバイス

表1 エネルギー及び栄養素摂取量を，食事摂取基準を用いて評価しました。	まとめ
表2 食品群別摂取量を，四群点数法の標準重量を用いて評価しました。	
図1 総エネルギー摂取量に対するたんぱく質，脂質，炭水化物由来のエネルギーの割合を示したものです。斜線内が摂取目安です。	

ふだんの自分の食事について評価できましたか。それでは第5章の四群点数法で作成したシンプル献立の
集計結果（96,97ページ）をもとに，はなちゃんの献立について**No.12**を使って評価します。

シンプル献立 ❶❷❸

No.12 四群点数法で献立づくり
食 事 評 価

大 学
短 大　学籍番号 00001　氏名 はな

（西暦）2025年 5 月 12 日 月 曜日

表1 食事摂取基準との比較

エネルギー及び栄養素		（ 3 ）日間の平均摂取量	食事摂取基準		
エネルギー	kcal	1612	推定エネルギー必要量	1700	
たんぱく質	g	66.5	推定平均必要量 37	推奨量 46	
			目標量 55 以上	85 以下	
脂質	g	40.8	目標量 38 以上	57 以下	
炭水化物	g	216.8			
食物繊維総量	g	30.9	目標量 18 以上		
ミネラル	ナトリウム mg	2428			
	カリウム mg	3297	目安量 2000	目標量 2600	
	カルシウム mg	619	推定平均必要量 550	推奨量 650	耐容上限量 2500
	リン mg	1210	目安量 800	耐容上限量 3000	
	鉄 mg	9.6	推定平均必要量 7.0	推奨量 10.0	
	亜鉛 mg	5.5	推定平均必要量 6.0	推奨量 7.5	耐容上限量 35
ビタミン	レチノール活性当量 μg	578	推定平均必要量 450	推奨量 650	耐容上限量 2700
	D μg	5.7	目安量 9.0	耐容上限量 100	
	B₁ mg	1.03	推定平均必要量 0.5	推奨量 0.7	
	B₂ mg	1.14	推定平均必要量 0.9	推奨量 1.0	
	葉酸 μg	501	推定平均必要量 200	推奨量 240	耐容上限量 900
	C mg	150	推定平均必要量 80	推奨量 100	
食塩相当量	g	6.1	目標量 6.5 未満		

対象となる食事摂取基準
[18] ～ [29] 歳
男　・　（女）
身体活動レベル （低い）・ふつう・高い

表2 四群点数法の標準点数に対する摂取割合・食事区分別摂取割合

		（ 3 ）日間の平均点数（点）	標準点数（点）	摂取割合（%）
♠第1群	乳・乳製品	2.0	2.0	100
	卵	1.0	1.0	100
♥第2群	魚介	1.8	2.0	90
	肉			
	豆・豆製品	1.1	1.0	110
♣第3群	緑黄色野菜	0.4	1.0	110
	淡色野菜	0.7		
	芋	0.9	1.0	90
	果物	1.0	1.0	100
♦第4群	穀類	9.0	9.5	95
	油脂	0.8	1.5	53
	砂糖	0.2	0.5	40
	菓子・種実	0.0		
	飲料	0.0		
	調味料	0.8		
	その他	0.0		
食事区分		食事区分別平均点数（点）	合計点数（点）	合計点数に対する摂取割合（%）
朝食		6.3		31.5
昼食		6.3	20.0	31.5
夕食		5.8		29.0
間食		1.6		8.0

表3 エネルギー及び栄養素の摂取内訳

			（ 3 ）日間の平均
エネルギー	穀類	kcal	736
	アルコール	kcal	0
たんぱく質	動物性	g	35.4
	植物性	g	31.1
鉄	ヘム鉄	mg	0.2

表4 各種のエネルギー比率と動物性たんぱく質比率

	（ 3 ）日間の平均	目安
たんぱく質エネルギー比率（P）	16.5 %	13～20%
脂質エネルギー比率（F）	22.8 %	20～30%
炭水化物エネルギー比率（C）	60.7 %	50～65%
穀類エネルギー比率	45.7 %	50%
動物性たんぱく質比率	53.2 %	50%

最後に，以上の評価をもとに，**記録用紙 No.13** を使って食事指導票の作成をします。

No.13 の記入例

No.13 四群点数法で献立づくり 食事指導票

大学／短大　学籍番号 00001　氏名 はな　(西暦) 2025 年 5 月 12 日 月 曜日

氏名 はな　[18]歳　男・**女**
身長 158 cm　体重 50.6 kg
BMI 20.0 kg/m²　身体活動レベル **低い**・ふつう・高い

食事記録実施日 (西暦) 2025 年
5 月 1 日 木 曜日
5 月 2 日 金 曜日
5 月 3 日 土 曜日

表1 食事摂取基準との比較

●エネルギー

	摂取量	EER
エネルギー kcal	1612	1700

EER：推定エネルギー必要量

●栄養素

	摂取量	EAR	RDA	EAR 未満 (不足の可能性：50%より高い)	EAR 以上 RDA 未満 (不足の可能性：50%以下)	RDA 以上 (不足の可能性：ほとんどない)
たんぱく質 g	66.5	37	46			○
カルシウム mg	619	550	650		○	UL 未満　UL 以上
鉄 mg	9.6	7.0	10.0		○	
レチノール活性当量 μg	578	450	650		○	UL 未満　UL 以上
ビタミン B₁ mg	1.03	0.5	0.7			○
ビタミン B₂ mg	1.14	0.9	1.0			○
葉酸 μg	501	200	240			○
ビタミン C mg	150	80	100			○

EAR：推定平均必要量　RDA：推奨量　UL：耐容上限量

表2 四群点数法の標準点数に対する評価

		(3) 日間の平均点数 (点)	標準点数 (点)	標準点数を満たしている食品群
第1群	乳・乳製品	2.0	2.0	○
	卵	1.0	1.0	○
第2群	魚介	} 1.8	} 2.0	×
	肉			
	豆・豆製品	1.1	1.0	○
第3群	緑黄色野菜	0.4	} 1.0	○
	淡色野菜	0.7		
	芋	0.9	1.0	×
	果物	1.0	1.0	○
第4群	穀類	9.0	9.5	×
	油脂	0.8	1.5	×
	砂糖	0.2	0.5	×
	菓子・種実	0.0		
	飲料	0.0		
	調味料	0.8		
	その他	0.0		

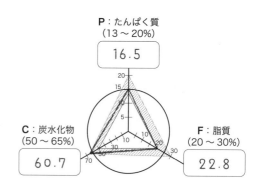

P：たんぱく質 (13〜20%) 16.5
C：炭水化物 (50〜65%) 60.7
F：脂質 (20〜30%) 22.8

図1 エネルギー産生栄養素バランス

あなたへの食事アドバイス

表1 エネルギー及び栄養素摂取量を，食事摂取基準を用いて評価しました。

エネルギー摂取量はやや少なめです。
栄養素摂取量は不足の可能性はほとんどありません。

表2 食品群別摂取量を，四群点数法の点数を用いて評価しました。

穀物の量を少し増やす工夫をしましょう。
ごはんの重量を1日の中で2回分，各10gずつ増やすことで1日合計が9.5点になります。

図1 総エネルギー摂取量に対するたんぱく質，脂質，炭水化物由来のエネルギーの割合を示したものです。斜線内が摂取目安です。

ごはんとおかずの量のバランスがよいため，エネルギー産生栄養素バランスも目標の範囲内におさまり，バランスのよい献立です。おかずの量を増やしすぎると脂質とたんぱく質が過剰になりがちです。適正量の主食と主菜が，PFCバランスをとるコツです。

まとめ

栄養素摂取量の計算をすると実際の食事が数値で確認できます。
食事摂取基準との比較で各栄養素の過不足が，
また四群点数法では食品群ごとの過不足が確認できます。
とくに第1群〜第3群の食品を意識して献立に組み込むことで，
栄養素摂取量も適した量になることが確認できたことでしょう。
また，ビタミンB群やミネラルの摂取量は，たんぱく質を含む
食材の種類によっても増減するので，肉や魚や豆製品など
バリエーションをつけるとよいですね。第1群の乳・乳製品も，
とり入れられていてよいです。野菜類も緑黄色野菜をとり入れる
ことでカルシウムや鉄，ビタミンAなどを摂取できますので
意識してみましょう。

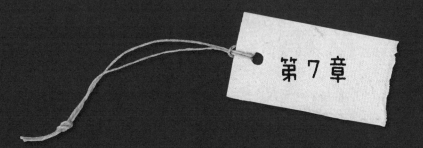

第7章
四群点数法でバランスのとれた体づくり

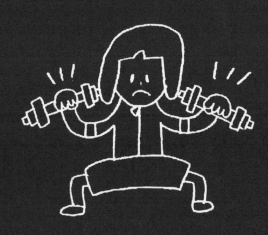

四群点数法はここがすごい

メタボリックシンドロームの予防あるいは改善のためには，食生活の改善と運動の習慣化，十分な休養が必要です。ここでは，四群点数法によるエネルギー摂取量のコントロールについて解説します。

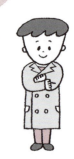

1 エネルギーコントロールが簡単

　四群点数法は，エネルギー摂取量を自由にコントロールするために開発されました。第1群から第3群まで3点ずつ計9点を優先的にとることによって，成人に必要な良質たんぱく質とビタミン，ミネラル類を確保し，そのうえで第4群を中心に一人ひとりに合わせてエネルギーを摂取する食事法です。この方法を使えば，特別な栄養計算をしなくても，だれでも安心して簡単にエネルギー量をコントロールすることが可能です。ここでは，体重を減らす場合，四群点数法をどのように活用するかを解説します。また，やせている人が体重を増やすために四群点数法を活用することもできます。その場合にもエネルギーコントロールの考え方が役立ちます。

2 エネルギーコントロールのための計画

1 自分の体をチェック

　まずは自分自身の適切な体重を知り，「四群点数法」でエネルギーコントロールをしていきましょう。体重を管理するために成人で一般的に用いられている指標は，BMI（Body Mass Index）という体格指数です。18～49歳はBMI 18.5～24.9 kg/m²，50～64歳はBMI 20.0～24.9 kg/m²，65～74歳はBMI 21.5～24.9 kg/m²，75歳以上はBMI 21.5～24.9 kg/m² が適正範囲です（くわしくは第6章113ページ参照）。

2 目標を決める

　自分の体のチェックがすんだら，ダイエットのための目標を決めます（表7-1）。健康的なダイエットでは，体重目標を低くしすぎないことが大切です。日々の活動を十分に行える適正な範囲の体重を目標にしましょう。ここでは，BMI18.5～24.9 kg/m² が適正範囲である18～49歳を例にして説明します。

表7-1　健康ダイエットの目標

あなたのBMI	ダイエットコース	目標
肥満（BMI 30以上）※	がんばりコース	1か月2kgの減量を適正範囲になるまで続けます。
過体重（BMI 25～BMI 30未満）※	のんびりコース	1か月1kgの減量を適正範囲になるまで続けます。
適正体重（BMI 18.5～BMI 24.9）	現状維持コース	ダイエットの必要はありません。
やせ（BMI 18.5未満）※		ダイエットの必要はありません。これ以上のダイエットはむしろ危険です。しっかり食べて体重が増えるようにしましょう。

※ここでの例は，健康な人の場合を想定しています。肥満や過体重あるいはやせに伴う合併症がある場合は，医師の指示のもと体重コントロールを計画しなければなりません。

3 目標達成のために

　ダイエットで減らすのは筋肉ではなく体脂肪です。1か月あたり体脂肪を1～2kg減らすためには，1日の摂取点数を表7-2のように設定します。

表7-2　減食のための考え方

がんばりコース	体重：1か月に**2kg**減量 腹囲：1か月**2cm**の減量 （体重2kgの減少に相当）	14000kcal*÷30日 =**466kcal**	1日約**6点**減らす
のんびりコース	体重：1か月に**1kg**減量 腹囲：1か月**1cm**の減量 （体重1kgの減少に相当）	7000kcal**÷30日 =**233kcal**	1日約**3点**減らす

＊減らすべき体脂肪2kg分に含まれるエネルギー量
＊＊減らすべき体脂肪1kg分に含まれるエネルギー量

3 1か月に1kgやせるために

1 いまの食生活からなにを減らすか？

極端にエネルギー摂取量を減らしてしまうと，体脂肪だけでなく筋肉量の減少にもつながりかねません。そこで，健康的なダイエットのためには，1か月に1～2kgのペースで減量を続けるようにします。第1群から第3群まではかならず3点ずつ摂取し，エネルギーの調整は第4群で行います。

第4群の食品のうち，穀類はビタミンやミネラルが豊富に含まれており，同じ炭水化物でも砂糖などの甘い物に比べて消化吸収がゆっくりで，ある一定量は必要な食品です。減らすのは，油脂，砂糖，菓子，嗜好飲料を中心とします。

> 菓子類がどうしても食べたい場合は，日中に食べ，夜は食べない。市販の菓子は買わない。1口ずつゆっくり味わって食べ，次のもう1個はなし。

2 菓子や飲み物の点数

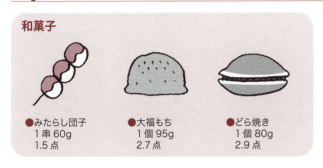

和菓子
- みたらし団子 1串60g 1.5点
- 大福もち 1個95g 2.7点
- どら焼き 1個80g 2.9点

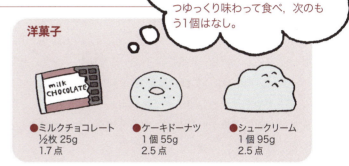

洋菓子
- ミルクチョコレート ½枚25g 1.7点
- ケーキドーナツ 1個55g 2.5点
- シュークリーム 1個95g 2.5点

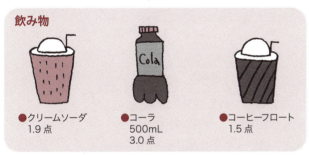

飲み物
- クリームソーダ 1.9点
- コーラ 500mL 3.0点
- コーヒーフロート 1.5点

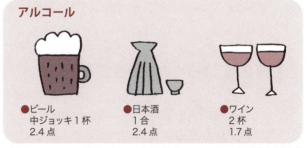

アルコール
- ビール 中ジョッキ1杯 2.4点
- 日本酒 1合 2.4点
- ワイン 2杯 1.7点

『八訂 食品成分表2025』2025，『外食のカロリーガイド 改訂版』2018，ともに女子栄養大学出版部

3 ダイエット料理はうす味で

ダイエット料理はうす味がおすすめです。ごはんの食べすぎを防ぐ，調味料の使用量が減ってエネルギー量が下がる，素材のもつおいしさがわかるなどの利点があります。濃い味は，生活習慣病の原因となり，また高齢になってからでは，食塩控えめの料理に変更するのはむずかしくなります。

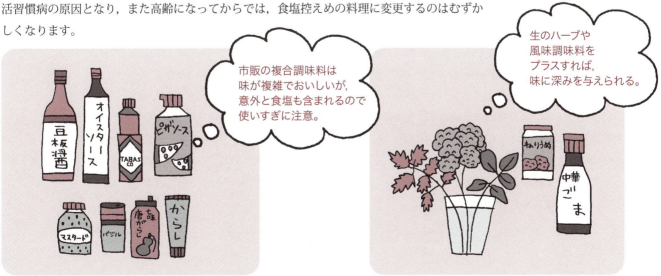

> 市販の複合調味料は味が複雑でおいしいが，意外と食塩も含まれるので使いすぎに注意。

> 生のハーブや風味調味料をプラスすれば，味に深みを与えられる。

4 ダイエットのくふう，あれこれ

体に必要な栄養素を「必要なだけ」きちんととるのがダイエット成功の基本です。さまざまな食品の中から自分の体に必要な食べ物を必要なだけ，毎日バランスよく選択します。

1 | 第1群　乳・乳製品，卵

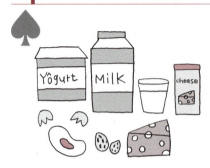

おもに，アミノ酸バランスのよいたんぱく質，吸収されやすく利用効率の高いカルシウム，他の食品群ではややとりにくいビタミン B_2 をとるための食品群です。つやのある素肌や輝く歯，丈夫な骨を保つには不可欠な食品のグループです。したがって，ダイエット中でも3点はかならずとるようにします。

低脂肪の牛乳やヨーグルトの脂肪量は，普通牛乳やヨーグルトの1/3以下です。ダイエット中には，エネルギーを控えるために，低脂肪乳（ローファットミルク），無脂肪乳，スキムミルクを利用します。チーズは，種類によっては食塩の多いものがあります。血圧が高い場合は，食塩の少ないカテージチーズやモッツァレラチーズを利用します。砂糖を多く含む乳製品も多く販売されています。血糖値や血清中性脂肪値が高い場合は控えます。乳脂肪量や糖の有無など，パッケージの表示を見る習慣をつけ，選択しましょう。

健康な成人では，卵は1日1点（1個）食べても問題はありません。医師から血中コレステロール値が高いと指摘された人や，コレステロールの摂取を制限された人は，週に3点（3個）とし，1日に1/2個，または1日おきに1個程度食べるようにします。

2 | 第2群　魚介，肉，豆・豆製品

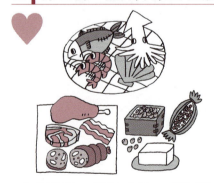

血液や筋肉になる大事な栄養素である良質たんぱく質や鉄をとるための食品です。ただし，含まれている脂質量によってエネルギー量は大きく異なります。低脂肪で効率よくたんぱく質がとれるのは，AあるいはBグループに属する魚や肉です（第3章39ページ参照）。特に血合い部分には鉄も豊富です。脂肪が多い部位や，加工品はたんぱく質源としては不向きです。また，豆は大豆と大豆製品を中心に選びましょう。

シラス干し，干物，タラコ，練り製品，ハム，ソーセージ，ベーコンなどの加工品は，食塩を多く含むので食べる頻度を減らし，副菜に少量使用するようにします。ウニ，スジコ，タラコは，コレステロールを多く含むので血中コレステロール値の高い人はとりすぎないようにします。

昼食で油の多い料理を食べた場合は，夕食には脂質の少ない豆腐料理などがよいでしょう。食物繊維を多く含んでいる大豆は，豆腐に比べると咀嚼回数が多くなるので，満腹中枢を刺激し，食べすぎを防止することができます。五目豆など常備菜として用意しておくと便利です。うずら豆やあずきなどの豆類は，炭水化物が多く，また砂糖を多く使って料理をするので，ダイエット時には控えるようにします。

3 | 第3群　野菜(きのこ, 海藻を含む), 芋, 果物

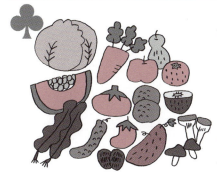

体の調子をととのえる働きのビタミン, ミネラル, 食物繊維をとるための食品群です。食物繊維は不足すると, 便秘や肌のトラブルの原因になります。第1群と同様, ダイエット中でもかならず3点は食べるようにします。

野菜はエネルギー量が低いものが多いので, たっぷり食べて満足感を得るのに適しています。食事の量が少なくてものたりないという人は, このグループをとっているか再チェックが必要です。

淡色野菜に偏らず, 緑黄色野菜, きのこ, 海藻もしっかりとるようにします。芋はビタミンや食物繊維たっぷりのダイエットに適した食品です。ただし, 油で揚げたり, 大量に砂糖を使ってある芋や果物の加工品はなるべく避けましょう。ドライフルーツはエネルギー量が高いので食べる量には注意が必要です。

4 | 第4群　穀類, 油脂, 砂糖, その他

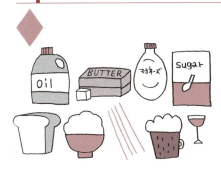

穀類は, 炭水化物, 食物繊維をとるための食品です。やせたいときには真っ先に排除したくなる食品グループですが, 主食として必要な最低量はきちんととらなくては, うまく体脂肪を燃やすことができません。炭水化物の中でも穀類に多く含まれるでんぷんはゆっくりと消化吸収されるので, 穀類をとれば腹もちがよくなってむだな間食の予防に効果的です。穀類の中でも全粒粉を使ったものや胚芽精米など, 精製度の低いものが食物繊維やミネラルが多くておすすめです。

脂肪や砂糖がたっぷりの菓子や清涼飲料は, できるだけ避けたいものです。菓子は穀類の代わりにはなりません。菓子やジュース類などエネルギーの高い食品は, ダイエット中のたまの楽しみにとどめましょう。

5 | 外食の選びかた

洋食のメニューは, 油やバターがたっぷりです。それに比べ和食の定食は, たとえば刺し身定食のように低脂肪のメニューが選べます。また定食は注文のさいにごはんを半分にするだけでもエネルギー量に差がつきます。

ラーメンなどは, 半量のめんを選択したり, スープを適宜残します。他の中華そばも同様です。同じめん料理でも, めんを油で焼いているか, 具を炒めているかの違いによりエネルギー量はかなり差がつきます。少々エネルギーは高くなりますが, 卵や野菜, 果物などを追加すれば, ざるそばなどのめんだけの料理の場合でも, 栄養バランスをととのえることが可能です。

6 | コンビニエンスストアでの食品の選びかた

朝食や昼食のパンの選択では, 総菜パンや調理パン, 手軽なサンドイッチは意外と高エネルギーです。野菜入りを選ぶか, 毎日続けないようにします。

食事パターンとしては, ごはんなどの主食に, 魚や肉などの主菜, 野菜や果物などの副菜のスタイルを選択の目標にしましょう。テイクアウトの弁当はごはんと油が多いことが問題です。焼き魚弁当のように素材感覚のおかず入りをできるだけ選びましょう。

ダイエットを成功させる6か条

1. 朝食を抜かない　野菜もかならず1皿つけよう

朝食を抜くと昼食や夕食の量が当然多くなってきます。そうなると体に脂肪がたまりやすい体質になります。昼が外食の人は，サラダやお浸し，あえ物を積極的に摂取し，野菜の摂取量1日350gをめざしましょう。

2. 食事は決めた時間にゆっくり　太っている人は早食いが多い

よくかまない早食いは，満足感が得られず食べすぎにつながります。早食いは消化に負担がかかり胃炎などの原因となります。脳からの満腹感の指令が出るのに15分は必要です。

3. 甘い菓子や飲料，濃い味つけのおかずは最大の敵

朝昼夕の3食をしっかり食べないと間食や夜食に甘い菓子や飲料が欲しくなります。これらはエネルギーが多いので表示をみて食べる量を調整します。また，塩味の強いおかずはしょっぱさを中和したくなるので，ごはんの量が増えてしまいます。

4. 寝る前2時間は食べ物を口に入れるのはタブー

寝ている間に過剰のエネルギーは脂肪に変化します。せめて寝る前の2時間は食べ物を口にしないことを厳守しましょう。

5. 食品の組み合わせを楽しみながら実行　ふだんの食事が決め手です

栄養素の似たものばかりとっていると栄養バランスが偏り，やせないばかりか逆に太ったり，栄養不足になったりして体調を崩してしまいます。1回の食事でなにとなにを組み合わせて，どれくらいとるかを考えましょう。

6. ダイエットは正しい目標設定と長期作戦で

適正な目標体重と減量期間の設定が重要です。短期間の飢餓的ダイエットは長続きしませんし，すぐに元の体重に戻ります。これを繰り返しているとやせにくい体質になってしまいます。たとえスリムになっても脂肪はそのままで，筋肉や血液まで減ってしまい，体の中はガタガタです。むりせず長続きできることがダイエットを成功に導きます。

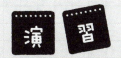

体重グラフ

（1）体重を継続的につけよう

　1日2回，朝と夜の体重を記録し，グラフ化することで，太ってしまう生活の問題点を知り，食事のコントロールや運動への意欲がわきます。

　朝はトイレ（排尿，場合によっては排便）の後で体重をはかります。夜は夕食後に体重をはかります。朝に比べて夜は体重が増えているのが普通ですが，500g以内におさまっていればよいでしょう。1kg以上増えていたら，昼食や夕食の摂取エネルギーが多かったか，日中の活動が足りなかったと気づくことができます。

　その日に実践した運動内容と時間や体調も記録するとよいでしょう。運動量の多い日は体重の減り具合も多いこと，体調もよいことなどに気づくはずです。

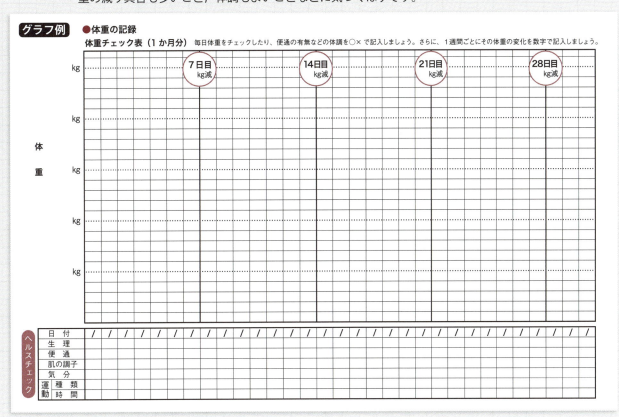

（2）体重減少のリズム

　正しいダイエットを始めると，最初は1か月で1～2kgの割合で体重が減少しますが，その後，停滞期がみられます。これは最初に体の表面の脂肪が減少し，次に体の内部の脂肪を燃やすための準備の期間です。減量した体の状態を守ろうとする内臓や細胞の働きに対して，次の減量に反応しようとする準備期間が必要です。この停滞期をすぎると，また体重の減少がみられるようになります。

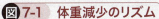

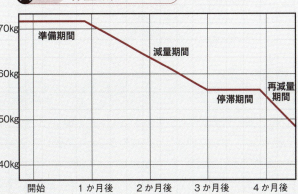

図7-1　体重減少のリズム

エクササイズも併用しよう

> 運動習慣の徹底によって消費エネルギーを増大させ，食生活の改善により摂取エネルギーを減少させれば，メタボリックシンドロームが予防できます。

1 なぜ運動もしなければいけないの？

　人が生きていくのに必要最低限のエネルギー量を基礎代謝といいます。基礎代謝は筋肉量と比例します。さらに椅子に座って静かにしている状態では，基礎代謝量に 10 〜 20％のエネルギー必要量が増加します。これを安静時代謝量といいます。一方，歩行や家事，仕事などの生活活動や速歩やジョギングなどの運動に必要なエネルギーは身体活動量といいます。人の 1 日のエネルギー消費量は，安静時代謝量と身体活動量を合計したものになります。

　ダイエット中は 1 日にとる総エネルギー量をある程度制限しますが，そうすると体内では基礎代謝を下げて少ないエネルギー量で活動できる体づくりを進めます。この作用に抵抗するために運動が必要です。運動の効果の第 1 は基礎代謝を高めることです。また，運動には脂肪を合成する酵素の働きを抑え，脂肪の分解を促進するホルモンの働きを高める効果があります。

2 身体活動・運動

1 健康づくりのための身体活動・運動ガイド

　厚生労働省は，身体活動・運動に関する取り組みを進めるうえで「健康づくりのための身体活動・運動ガイド 2023」を策定しています。個人差を踏まえ強度や量を調整し，座りすぎを避け，今よりも少しでも多く身体を動かすことを基本とし，多くの人が日常生活の中でむりなく運動を実施する目安を示しています。

2 目安となる量は

　身体活動の重要な指標となっているのは歩数ですが，最近の日本人の歩数計で測定した歩数は，男女ともに減少し，特に女性は大きく減少しています。健康日本 21（第三次）では，20 〜 64 歳は男女とも 8,000 歩，65 歳以上は 6,000 歩を目標としています。

　また，「健康づくりのための身体活動・運動ガイド 2023」では，成人は，歩行または同等以上の身体活動を 1 日 60 分以上 (1 日 8,000 歩以上)，高齢者は，同様に身体活動を 1 日 40 分以上 (1 日 6,000 歩以上) を，さらに成人では，息が弾み汗をかく程度以上の運動を週 60 分以上を，高齢者では筋力・バランス・柔軟性など多様な運動を週 3 日以上行うことを推奨しています。また，成人も高齢者も筋力トレーニングを週 2 〜 3 日行うこと，座りっぱなしの時間が長くなりすぎないよう注意喚起をしています。

3 運動の基本

　運動の基本は，歩くことです。万歩計などで 1 日の歩行量を計測するとよいでしょう。万歩計がない人は，歩く時間をはかりましょう。今より毎日 10 分ずつ長く歩けるよう心がけましょう。

　歩くさいには，背筋を伸ばして，前を歩く人の頭やその先を見るイメージで歩きましょう。できれば 5cm だけ歩幅を広げると活動量が違ってきます。「きつい」と感じない程度にふだんより速く歩くと，同じ時間を歩いても強度が異なるのでエネルギー消費量が増えます。

　ふだんから積極的に歩く習慣が身についたら，プラスのエネルギーを消費するためのスポーツもとり入れます。理想的なのは，酸素を体にとり入れながら脂肪を燃やす有酸素運動で 10 分以上継続する運動です。

表7-3 生活活動のメッツ表

メッツ	3メッツ以上の生活活動の例
3.0	普通歩行（平地，67m/分，犬を連れて），電動アシスト付き自転車に乗る，家財道具の片付け，子どもの世話（立位），台所の手伝い，大工仕事，梱包，ギター演奏（立位）
3.3	カーペット掃き，フロア掃き，掃除機，電気関係の仕事：配線工事，身体の動きを伴うスポーツ観戦
3.5	歩行（平地，75〜85m/分，ほどほどの速さ，散歩など），楽に自転車に乗る（8.9km/時），階段を下りる，軽い荷物運び，車の荷物の積み下ろし，荷づくり，モップがけ，床磨き，風呂掃除，庭の草むしり，子どもと遊ぶ（歩く/走る，中強度），車椅子を押す，釣り（全般），スクーター（原付）・オートバイの運転
4.0	自転車に乗る（≒16km/時未満，通勤），階段を上る（ゆっくり），動物と遊ぶ（歩く/走る，中強度），高齢者や障がい者の介護（身支度，風呂，ベッドの乗り降り），屋根の雪下ろし
4.3	やや速歩（平地，やや速めに=93m/分），苗木の植栽，農作業（家畜に餌を与える）
4.5	耕作，家の修繕
5.0	かなり速歩（平地，速く=107m/分），動物と遊ぶ（歩く/走る，活発に）
5.5	シャベルで土や泥をすくう
5.8	子どもと遊ぶ（歩く/走る，活発に），家具・家財道具の移動・運搬
6.0	スコップで雪かきをする
7.8	農作業（干し草をまとめる，納屋の掃除）
8.0	運搬（重い荷物）
8.3	荷物を上の階へ運ぶ
8.8	階段を上る（速く）

メッツ	3メッツ未満の生活活動の例
1.8	立位(会話，電話，読書)，皿洗い
2.0	ゆっくりした歩行（平地，非常に遅い=53m/分未満，散歩または家の中），料理や食材の準備（立位，座位），洗濯，子どもを抱えながら立つ，洗車・ワックスがけ
2.2	子どもと遊ぶ（座位，軽度）
2.3	ガーデニング（コンテナを使用する），動物の世話，ピアノの演奏
2.5	植物への水やり，子どもの世話，仕立て作業
2.8	ゆっくりした歩行（平地，遅い=53m/分），子ども・動物と遊ぶ（立位，軽度）

表7-4 運動のメッツ表

メッツ	3メッツ以上の運動の例
3.0	ボウリング，バレーボール，社交ダンス（ワルツ，サンバ，タンゴ），ピラティス，太極拳
3.5	自転車エルゴメーター（30〜50ワット），自体重を使った軽い筋力トレーニング（軽・中等度），体操（家で，軽・中等度），ゴルフ（手引きカートを使って），カヌー
3.8	全身を使ったテレビゲーム（スポーツ・ダンス）
4.0	卓球，パワーヨガ，ラジオ体操第1
4.3	やや速歩（平地，やや速めに=93m/分），ゴルフ（クラブを担いで運ぶ）
4.5	テニス（ダブルス）※，水中歩行（中等度），ラジオ体操第2
4.8	水泳（ゆっくりとした背泳）
5.0	かなり速歩（平地，速く=107m/分），野球，ソフトボール，サーフィン，バレエ（モダン，ジャズ）
5.3	水泳（ゆっくりとした平泳ぎ），スキー，アクアビクス
5.5	バドミントン
6.0	ゆっくりとしたジョギング，ウェイトトレーニング（高強度，パワーリフティング，ボディビル），バスケットボール，水泳（のんびり泳ぐ）
6.5	山を登る（0〜4.1kgの荷物を持って）
6.8	自転車エルゴメーター（90〜100ワット）
7.0	ジョギング，サッカー，スキー，スケート，ハンドボール※
7.3	エアロビクス，テニス（シングルス）※，山を登る（約4.5〜9.0kgの荷物を持って）
8.0	サイクリング（約20km/時）
8.3	ランニング（134m/分），水泳（クロール，ふつうの速さ，46m/分未満），ラグビー※
9.0	ランニング（139m/分）
9.8	ランニング（161m/分）
10.0	水泳（クロール，速い，69m/分）
10.3	武道・武術（柔道，柔術，空手，キックボクシング，テコンドー）
11.0	ランニング（188m/分），自転車エルゴメーター（161〜200ワット）

※試合の場合

メッツ	3メッツ未満の運動の例
2.3	ストレッチング，全身を使ったテレビゲーム（バランス運動，ヨガ）
2.5	ヨガ，ビリヤード
2.8	座って行うラジオ体操

資料）厚生労働科学研究費補助金（循環器疾患・糖尿病等生活習慣病対策総合研究事業）
「健康づくりのための運動基準2006改定のためのシステマティックレビュー」（研究代表者：宮地元彦）
出所）e-健康づくりネット（厚生労働省） メッツ表 改訂230823
https://e-kennet.mhlw.go.jp/wp/wp-content/themes/targis_mhlw/pdf/mets.pdf

4 | 運動を生活の中にどのように組み入れる？

　自分の身近な環境を身体活動や運動に結びつけることが，体を動かす機会を増やすうえでたいせつなポイントになります。

　家の近くの散歩に適した歩道やサイクリングを楽しめる自転車レーンの活用や，公園や運動施設の積極的な利用，ウィンドウショッピングなどに出かけて楽しみながら体を動かす，家族で地域のスポーツイベントに参加してもよいでしょう。

　通勤や通学では，徒歩や自転車での通勤，駅や職場では階段を利用する，外食は少し遠くのお店を利用するなどこまめに体を動かす習慣をつけるようにします。

女子栄養大学栄養クリニックにおける生活改善プログラム

> 本学では、1969（昭和44）年、四群点数法の実践の場として栄養クリニックを開設しました。医師、看護師、管理栄養士、運動指導員がチームを組んで、一般市民を対象に正しい食生活を啓発しています。四群点数法によって生活習慣病を予防し、健康で長生きできる食生活を提案していくことが栄養クリニックの目的です。

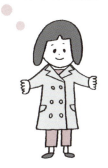

❶ 栄養クリニックの取り組み

　昭和初期に本学の創設者である香川昇三・綾夫妻が始めた、家庭食養研究会に端を発し、1969年より始まった栄養クリニックの活動は、半世紀を超えて続いています。本学園の建学の精神「食により人間の健康の維持・改善を図る」取り組みを体験できる場です。食を通して行う健康づくりを科学的なエビデンスに基づいて指導しています。そして、だれでもすぐに役立つバランスのとれた食事法『四群点数法』の実践の場でもあります。参加される人が、医師・管理栄養士から指導を受け、心身ともに健康になることを目指しています。

❷ おもな事業内容と四群点数法

　栄養クリニックでは、健康づくりプログラムとして、「ヘルシーダイエットコース」を開設当時より行っています。また、更年期の女性対象の「活き活き女性のらくらくプログラム」は、女性ホルモン関連値等の検査と診察に合わせて、ビデオ学習を取り入れたプログラムとして新設されました。20歳前後の子どもをもつ親世代に対して正しい更年期の過ごし方を学べるプログラムですので、大学生の保護者にもご利用いただいています。また生活習慣病検診として、採血や尿検査を行い、その結果に基づいて行う診察と栄養相談を行っています。個別栄養相談は、随時ホームページからだれでも予約が取れるよう設定しています。近年は、地域の病院と連携し、妊婦さんに対する栄養相談も行っています。ここでも具体的な食事方法として四群点数法を活用して相談に応じています。

　さらに、栄養クリニックで活躍中の料理研究家とともに栄養バランスを考えたレシピ本の監修など出版活動も行っています。更年期を元気に過ごす、介護予防、ダイエット、生活習慣病予防などを目的とした食事献立を執筆、監修しています。その他、外部企業からの委託研究や共同研究などにも携わり、栄養計算や臨床試験を行っています。また、ヘルシーダイエットコースで研究した課題の論文発表なども定期的に行っています。一部、大学院生、学部生や短大生の卒業研究のテーマとしても健康づくりプログラムは活用されています。

3 検査項目及び診察などについて

　栄養クリニックでは，採血，採尿をはじめ，体組成計（インピーダンス法）による各部位の筋肉量，体脂肪率の測定や全身骨密度測定（DEXA法）を行っています。近年では，腸内細菌叢についての検査も実施しており，ヘルシーダイエットコースでは，参加の前後で腸内細菌叢の変化についても調べています。実際に野菜の摂取量の増加や，塩分や脂肪の摂取量が減ることで，腸内細菌叢も変化していることがわかります。医師による診察では，必要に応じて他の診療機関への紹介も行ないます。

　また，3日間の食事記録を書いてもらい，それらを面接で聞き取り，解析ソフトにて食事の栄養価を計算し，対象者の栄養相談に当たっています。対象者には解析ソフトから栄養クリニック独自のマクロを駆使した分析データを渡します。さらに，運動記録として，毎日の歩数を簡易アプリで記録し，それを元に仮想目的地に向かって期限内に到着するといったゲーム感覚の取り組みも行っています。

4 ヘルシーダイエットコースについて

1 概要

　肥満の解消を目的とした「ヘルシーダイエットコース」は，①受講者の健康状態のスクリーニング，②診察による健康上の問題点の洗い出し，③プログラム期間中の受講者の目標設定，④医療，食事，運動に関する正しい知識の習得，⑤食生活の見直しのためのモニタリング，短期目標設定についてのスタッフとの話し合い（集団及び個別），によって構成されています。1コースの定員は15名，6か月間11回の参加を原則としています（図7-2）。プログラムの内容は，参加者から検査について同意書をもらったうえで，全身の検査，身体測定，診察，聞き取り，オリエンテーションを行います。検査は初回及び修了前の2回実施し，修了時には，検査結果とプログラム全体のまとめを行い，ディスカッションやグループ討論を通して自己評価を行い，修了後の目標を決めます。修了証書授与式も行い，プログラム修了後のフォローアップとして，修了2か月後にも栄養相談と講演会を実施しています。

2 ヘルシーダイエットコース内での四群点数法を用いた指導

　食事やモニタリングに対する専門知識についての講義は管理栄養士が担当し，四群点数法について解説します。1日に食べる食品の種類や量をイメージしやすくします。1日の食事を記録し，それらを食品群分けし，エネルギー計算を行い，四群点数法を使って食事バランスがひと目でわかるように少しずつ慣らしていきます。たとえば，朝と昼を食べ終わった時点で，その日の食事記録を見直し，1日に足りない栄養素はなにかをみます。第3群が足りないようであれば，不足しがちなビタミン類を補うために間食に果物をとるなどのくふうを学びます。その他，間食や外食についても，できるだけ具体的に，実際の食品モデルを示して，大きさやエネルギーを感覚的に覚えられるようくふうしています。受講者の行動変容を促すために，まずはモニタリングとして食事記録，運動（歩数計の記録），生活記録をつけてもらい，これをもとに個別栄養相談や集団でのディスカッションを行います。

　また各自の身体的特徴と問題点を確認し，それに即して運動指導員が運動処方や方針を決めます。実施前後で全身写真を撮り，自分の姿勢の変化などに気づき，その成果を実感してもらいます。自宅でも続けられるように，復習用のビデオ閲覧ができる仕組みもあります。姿勢のチェックと日常の活動量を増やすために効果的な歩きかたや体の動かしかたについての指導も行います。運動実施日は，朝の血圧の報告やその日の体調を見きわめ，必要に応じて医師の診

図 7-2　栄養クリニックのヘルシーダイエットコース

回	開催時期	タイムスケジュール
1	4月1回	9:45–10:00 身体計測／10:00–10:30 同意書(研究用)／マイキンソー※説明／10:30–11:00 骨密度測定・握力測定／11:00–11:30 ロコモ ビデオ講義
2	5月1回	9:30–10:30 身体計測・問診・採血・骨密度測定／栄養相談(聞き取り・目標設定)／10:30–11:00 腸内細菌叢講義①／11:00–11:30 オリエンテーション・自己紹介 からだ記録の使い方／11:30–12:00 クリニック所長講義
3	6月2回	9:45–10:00 身体計測／10:00–10:30 行動修正プログラム①／10:30–10:45 カップ・スプーン講義／10:45–11:30 エクササイズ①(写真撮影)／12:00–12:15 食事
4	5月3回	9:45–10:00 身体計測／10:00–10:45 内科医診察／個別栄養相談(栄養計算結果返却)／10:45–11:15 講義(四群点数法①)／11:15–11:45 講義(四群点数法②)
5	6月1回	9:45–10:00 身体計測／10:00–10:30 行動修正プログラム②／10:30–11:00 ディスカッション／11:00–11:45 エクササイズ②／12:00–12:15 食事
6	6月2回	9:45–10:00 身体計測／10:00–10:30 講義(四群点数法③)／10:30–11:00 行動修正プログラム③／11:00–11:45 個別栄養相談
7	7月1回	9:45–10:00 身体計測／10:00–10:30 講義(四群点数法④)／10:30–11:00 行動修正プログラム④／11:00–11:45 エクササイズ③／12:00–12:15 食事
8	7月2回	9:45–10:00 身体計測／10:00–10:45 講義(間食・外食)／10:45–11:30 個別栄養相談
9	8月1回	9:45–10:00 身体計測／10:00–10:30 腸内細菌叢講義②／10:30–11:00 行動修正プログラム⑤／11:00–11:45 エクササイズ④(写真撮影)／12:00–12:15 食事
10	9月1回	9:45–10:00 身体計測／10:00–10:30 採血／個別栄養相談／10:30–11:00 講義(四群点数法⑤)／11:00–11:45 クッキングレッスン／11:45–12:00 試食／12:00–12:15 個別栄養相談
11	9月2回	9:45–10:00 身体計測／10:00–10:45 内科医診察／個別栄養相談(栄養計算結果返却)／10:45–11:30 ディスカッション／11:30–11:45 修了式
12	11月1回	10:00–10:30 身体計測／10:30–12:15 フォローアップ

※腸内細菌叢の状態がわかる簡易検査　　　　　　　　　　　　　　　　　　　　：例

察を行います。十分なストレッチにより，運動によるけがやトラブルの防止に配慮します。

　昼食は，料理研究家でもある栄養士が四群点数法を用いて考案した，500〜600 kcalを目安にしたおいしい食事を提供します。料理は，「簡単，きれい，手早くできる。そして栄養があり，生活習慣病を防ぎ，体調をととのえ，体力をつける」ことがたいせつです。調理技術や食品素材の見分けかた，表示の見かた，つくりおきのくふう，調理器具（電子レンジなど）の使いかたなどを学びます。模範的な昼食をとり，調理法を学ぶことによって，料理のレパートリーも増えます。実際に，プログラム修了時には，野菜料理のレパートリーが増えて野菜を食べるようになったという感想が多く聞かれます。

　個別指導では，受講者一人に対して担当の管理栄養士1名がつきます。栄養クリニックの医師，運動指導員，担当管理栄養士との個別面談を行い，それぞれに参加動機，目的，現状のモニタリング報告などを受けて，6か月間の過ごしかた，今ある不安や問題点について話し合います。

3 | 受講者の効果判定と栄養クリニックの研究成果

　初回の検診結果が出た後に，医師を含むスタッフ全員で全体カンファレンスを行い，個々の受講者に対して，検診結果や問診，食事記録をもとに，治療や介入方針を設定していきます。最終検査後にも同様のカンファレンスを行い，担当の管理栄養士からの報告も交えながら，各個人の健康管理の重点や方針を決めていきます。毎回のプログラム終了後にもスタッフミーティングを行います。

　全体のプログラム修了後には，受講者の検診結果をまとめ，大学の各研究室とも連携して食事記録などをもとに栄養クリニックでのプログラムの有用性について検討を重ねる研究を行っています。栄養クリニックでの研究成果として，さまざまなデータが蓄積されています。四群点数法を用いた食事指導により食事摂取量を減らし，運動量を増やすことにより，体重が落ち内臓脂肪型肥満が解消され，血圧や中性脂肪が有意に改善しています（図 7-3, 7-4, 7-6）。また，受講後23年に及ぶ追跡調査により，受講者のBMI長期変化量は受講時より低値に抑えられ，長期にわたる効果が認められます（図 7-6）。

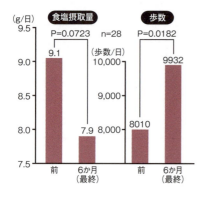

図 7-3 指導による食事・運動介入

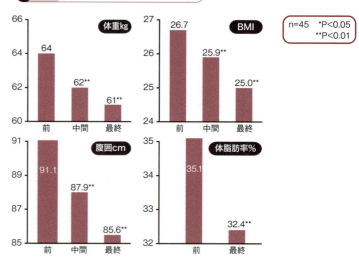

図 7-4 食事・運動介入の効果

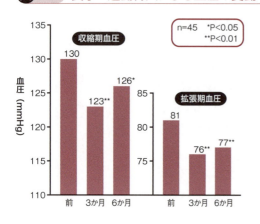

図 7-5 食事・運動介入による血圧の変動

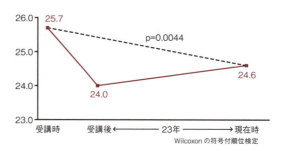

図 7-6 対象者全体の BMI 長期変化：肥満の長期抑制

あとがきにかえて

　私たちは食べ物がなければ生きられません。幸いなことに日本は戦後の目覚ましい経済発展によって飢餓に苦しむことはなくなりました。しかし，科学技術の発展によってもたらされた便利な生活が，運動不足や栄養過剰，栄養のアンバランスを生み出し，糖尿病や高血圧症などの生活習慣病に悩むようになりました。私たちの健康は毎日の食生活の積み重ねによって支えられているのです。

　一方で，日本は少子高齢社会を迎えました。最期まで自分の足で歩き，口からものを食べて，健康長寿でありたいと人びとは願います。それには，早い時期から一人ひとりが健全な食生活を送る努力をすることが必要です。そうすれば少子高齢社会でも活力ある社会を保つことができます。SDGsの目標達成年（2030年）も近づいてきました。食料を適切に生産し，配分するために「栄養から始める」こともたいせつです。

　本学は創立以来，健康と食を研究し，教育活動を続けてきました。一人でも多くのかたに，生きる原点に食生活を据え，なにをどれだけ食べたらよいか，食べ方の基本を身につけて欲しいと願ってきました。子どもの教育には「正しい食べ方を身につけることを優先すべきである」と考えてきました。健康であることは，それぞれの活動の幅を広げてくれます。この正しい食べ方こそ，本書で皆さんが学び，くり返して実践した「四群点数法」です。この点数法が確立してから40年になります。大学の付属機関である栄養クリニックで受講したみなさんが四群点数法を実践して，30年，40年後も健康であるという結果が出ています。四群点数法はすべての人に元気で人生を楽しんでいただきたいと考案した普遍的な食事法です。若くても高齢でも「なにをどれだけ食べればよいか」の基本は変わりません。ご本人が健康で生き生きしておられることは，家族へもそしてその周囲の人にもよい影響があるのです。

　食生活の誤りが原因で生活習慣病などを発症する人は増加の一途です。病院などでは，一人ひとりの年齢や性別，嗜好，体調，食文化，病気や合併症の有無などに配慮した食事が提供されなければなりません。食の専門家には栄養学その他の専門的な知識は欠かせませんが，それを実際の献立に生かし，おいしい料理として提供する能力がなければ意味がありません。計算上エネルギーや栄養素摂取量がととのえば，サプリメントですませればよい，濃厚流動食を流し込めばいいというものではありません。自然界の動植物を食べるということは，まだ解明されていない未知の成分をも食しているのです。また，食べることは楽しみであり，幸せをもたらし，健康を守るものです。おいしい食事が回復の気力を養ってくれます。また，健康な人は，よりよく生きるために体を動かしたり，学んだりすることができる力を，食で維持向上することができます。栄養士・管理栄養士は，栄養の知識と調理技術を兼ね備え，おいしい食事の献

立を提供できる専門家でなければなりません。四群点数法は，栄養バランスのとれた献立作成をするのに，たいへんすぐれた方法です。4つの食品群から点数化した食品を選ぶので，同じ群の中での食品の交換も楽にできます。四群点数法を身につけた栄養士・管理栄養士は，応用のきく献立づくりができるようになります。

　日本人の体格の向上の基盤には，戦後すぐに始まった学校給食にとり入れられた脱脂粉乳の存在がありました。日本の子どもは好むと好まざるとにかかわらず，小学校から中学校の9年間，学校で牛乳を飲むようになったのです。

　本学の創設者である香川綾は，それまでの日本人の食生活に決定的に不足していたのが，乳・乳製品であることに気づきます。牛乳に多く含まれるカルシウムとビタミンB_2は骨の材料ですし，皮膚の代謝を促すなど，成長に欠かせない栄養素です。そして，日本人に足りない，なによりも優先してとって欲しい食品として，完全栄養食品である卵とともに，第1群に分類することにしました。これが「四群点数法」の考えかたの根幹となったのです。

　近年の調査で，学校給食を終えた高校生以降になると牛乳を飲まなくなる人が多いことがわかっています。せっかく9年間の学校給食で培ったよい食習慣が継続されていないのはたいへん残念です。乳・乳製品は調理せずともいつでも手軽にとれる食品です。牛乳が苦手な人ならヨーグルトでもチーズでもよいのです。牛乳は子どもの成長だけでなく，高齢社会を迎えた日本人の健康長寿を実現するのにも欠かせない優れた食品であることは，東京都老人総合研究所（現・東京都健康長寿医療センター研究所）の調査研究でも明らかにされています。

　人生は，いまある自分の体を大事に使って，それぞれがやりたいことをいかに実現し，十分に生きるかにあります。その基礎をつくるために，本書の学びや実践があるのです。本学の卒業生やその家族から，「栄養学を学び，実践の方法を体得したからこれまでの人生がありました。心から感謝しています」と声をかけられるとき，私はこの上ない喜びに満たされます。実践することで最善の健康が保てることは，栄養クリニックの数千人のデータからも明らかにされています。

　本書で学んだ若い読者が，食の専門家として働き，あるいはたとえ食分野の仕事につかず，家庭に入ったとしても，各地に根をおろし，それぞれの場で家庭や地域に「なにをどれだけ食べたらよいか」という食の基本を伝え，実践する人になって欲しいのです。あるいは，すでに歳を重ねた読者が，今一度，食の基本に立ち返り，ご自身はもちろん家族や周囲の人たちにその価値を伝え，ともに実践していただきたいのです。一人ひとりの活動が，社会をよりよくし，人びとを幸せに導く礎になるものと信じています。

2025年2月　香川明夫

食事の記録用紙
―食事しらべ・食事評価・献立作成―

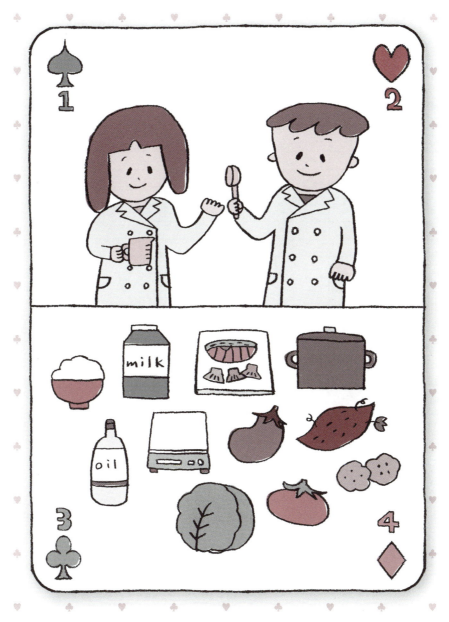

本書の解説に沿って記入するための記録用紙です。
拡大コピーしてご使用ください。
122％拡大→B4サイズ，141％拡大→A3サイズ。

※『食事の記録用紙』は別売しています。B4判／800円(本体)

NO.1 いろいろな食品をはかって点数を求めよう！

大　学　　　　　　　　　　　　　　　　　　　（西暦）　　年　　月　　日　　曜日
短　大　　学籍番号　　　　　　氏名

食品群別	食品番号	食品名	概量	重量(g)	廃棄重量(g)	正味重量(g)	廃棄率(%)	点数(点)	備考(1点重量, g)
乳・乳製品		牛乳	1杯						
卵		卵	1個						
魚介・肉		若鶏もも・皮なし	1枚						
		アジ	1尾						
		サケ	1切						
		ウインナーソーセージ	1本						
豆・豆製品		木綿豆腐	1丁						
		油揚げ	1枚						
野菜		たまねぎ	1個						
		きゅうり	1本						
		トマト	1個						
		にんじん	1本						
芋		じゃが芋	1個						
		板こんにゃく	1枚						

食品群別	食品番号	食品名	概量	重量(g)	廃棄重量(g)	正味重量(g)	廃棄率(%)	点数(点)	備考(1点重量, g)
果物		バナナ	1本						
		りんご	1個						
穀類		ごはん	1膳						
		ロールパン	1個						
		かたくり粉	大さじ1						
油脂									
砂糖		ジャム	大さじ1						
種実									
菓子		せんべい	1枚						
飲料									
調味料		みそ	大さじ1						
既製品									

No.2 食事記録・食品群別（重量）

（西暦）　　　年　　　月　　　日　　　曜日

大　学
短　大　　学籍番号　　　　　　氏名

（西暦）　年　月　日　曜日 健康状態 生活状態							食品群別摂取重量 (g)														
^							♠第1群		♥第2群			♣第3群			◆第4群						
食事区分	料理名	食品番号	食品材料名	概量	重量(g)	正味重量(g)	乳・乳製品	卵	魚介	肉	豆・豆製品	緑黄色野菜	淡色野菜	芋	果物	穀類	油脂	砂糖	種実・菓子	飲料	調味料	その他
			1日合計																			

食事の記録用紙　149

No.3 食事記録・エネルギー及び栄養素摂取量

（西暦）　　年　　月　　日　　曜日
大学
短大　学籍番号　　　　氏名

（西暦）　　年　　月　　日　　曜日
健康状態
生活状態

食事区分	料理名	食品番号	食品材料名	正味重量(g)	エネルギー kcal	たんぱく質 g	脂質 g	コレステロール mg	炭水化物 g	食物繊維総量 g	ナトリウム mg	カリウム mg	カルシウム mg	リン mg	鉄 mg	亜鉛 mg	レチノール活性当量 μg	ビタミンD μg	ビタミンB₁ mg	ビタミンB₂ mg	葉酸 μg	ビタミンC mg	食塩相当量 g
			1日合計																				

NO.4 食事記録・食品群別重量集計

大学　　　　　　　　　　　　　　　　　　　　（西暦）　　年　　月　　日　　曜日
短大　学籍番号　　　　　氏名

			♠第1群		♥第2群			♣第3群				♦第4群						
			乳・乳製品	卵	魚介	肉	豆・豆製品	緑黄色野菜	淡色野菜	芋	果物	穀類	油脂	砂糖	種実・菓子	飲料	調味料	その他
月　日　曜日	朝																	
	昼																	
	夕																	
	間食																	
	計																	
月　日　曜日	朝																	
	昼																	
	夕																	
	間食																	
	計																	
月　日　曜日	朝																	
	昼																	
	夕																	
	間食																	
	計																	

（集計）

食品群別摂取重量 (g)

	♠第1群		♥第2群			♣第3群				♦第4群						
	乳・乳製品	卵	魚介	肉	豆・豆製品	緑黄色野菜	淡色野菜	芋	果物	穀類	油脂	砂糖	種実・菓子	飲料	調味料	その他
月　日　曜日																
月　日　曜日																
月　日　曜日																
(　)日間の平均																

No.5 食事記録・エネルギー及び栄養素摂取量集計

大学　　　　　　　　　　　　　　　　　　　　（西暦）　　年　　月　　日　　曜日
短大　学籍番号　　　　　氏名

朝食

（西暦）年	月　日	月　日	月　日	平均
エネルギー kcal				
たんぱく質 動 g				
たんぱく質 植 g				
脂質 g				
コレステロール mg				
炭水化物 g				
食物繊維総量 g				
ミネラル Na mg				
ミネラル K mg				
ミネラル Ca mg				
ミネラル P mg				
ミネラル Fe mg				
ミネラル Zn mg				
ビタミン レチノール活性当量 μg				
ビタミン D μg				
ビタミン B_1 mg				
ビタミン B_2 mg				
ビタミン 葉酸 μg				
ビタミン C mg				
食塩相当量 g				

昼食

（西暦）年	月　日	月　日	月　日	平均
エネルギー kcal				
たんぱく質 動 g				
たんぱく質 植 g				
脂質 g				
コレステロール mg				
炭水化物 g				
食物繊維総量 g				
ミネラル Na mg				
ミネラル K mg				
ミネラル Ca mg				
ミネラル P mg				
ミネラル Fe mg				
ミネラル Zn mg				
ビタミン レチノール活性当量 μg				
ビタミン D μg				
ビタミン B_1 mg				
ビタミン B_2 mg				
ビタミン 葉酸 μg				
ビタミン C mg				
食塩相当量 g				

夕食

（西暦）年	月　日	月　日	月　日	平均
エネルギー kcal				
たんぱく質 動 g				
たんぱく質 植 g				
脂質 g				
コレステロール mg				
炭水化物 g				
食物繊維総量 g				
ミネラル Na mg				
ミネラル K mg				
ミネラル Ca mg				
ミネラル P mg				
ミネラル Fe mg				
ミネラル Zn mg				
ビタミン レチノール活性当量 μg				
ビタミン D μg				
ビタミン B_1 mg				
ビタミン B_2 mg				
ビタミン 葉酸 μg				
ビタミン C mg				
食塩相当量 g				

間食

（西暦）年	月　日	月　日	月　日	平均
エネルギー kcal				
たんぱく質 動 g				
たんぱく質 植 g				
脂質 g				
コレステロール mg				
炭水化物 g				
食物繊維総量 g				
ミネラル Na mg				
ミネラル K mg				
ミネラル Ca mg				
ミネラル P mg				
ミネラル Fe mg				
ミネラル Zn mg				
ビタミン レチノール活性当量 μg				
ビタミン D μg				
ビタミン B_1 mg				
ビタミン B_2 mg				
ビタミン 葉酸 μg				
ビタミン C mg				
食塩相当量 g				

1日の摂取合計表

（西暦）年	月　日	月　日	月　日	平均
エネルギー kcal				
たんぱく質 動 g				
たんぱく質 植 g				
脂質 g				
コレステロール mg				
炭水化物 g				
食物繊維総量 g				
ミネラル Na mg				
ミネラル K mg				
ミネラル Ca mg				
ミネラル P mg				
ミネラル Fe mg				
ミネラル Zn mg				
ビタミン レチノール活性当量 μg				
ビタミン D μg				
ビタミン B_1 mg				
ビタミン B_2 mg				
ビタミン 葉酸 μg				
ビタミン C mg				
食塩相当量 g				
食事担当者				

基本事項

（食事評価をする上で必要となる情報）

- [年齢]　　　歳
- [身長]　　　cm
- [体重]　　　kg
- [BMI]
- [身体活動レベル] 24時間のうち
  - 睡眠　　　時間
  - 座位または立位の静的な活動　　　時間
  - ゆっくりした歩行や家事など低強度の活動　　　時間
  - 長時間持続可能な運動・労働など中強度の活動（普通歩行を含む）　　　時間
  - 頻繁に休みが必要な運動・労働など高強度の活動　　　時間
  - 合計　24時間
  - ➡ 身体活動レベル（○で囲む）
    低い ・ ふつう ・ 高い
- [基礎代謝量]　　　kcal/日
- [推定エネルギー必要量]　　　kcal/日
- [たんぱく質推奨量]　　　g/日

No.6 食事評価

(西暦)　　年　　月　　日　　曜日
大 学
短 大　学籍番号　　　　　氏名

表1 食事摂取基準との比較

エネルギー及び栄養素		(　)日間の平均摂取量	食事摂取基準		
エネルギー	kcal		推定エネルギー必要量		
たんぱく質	g		推定平均必要量	推奨量	
			目標量　　　　　　　以上　　　　　　　以下		
脂質	g		目標量　　　　　　　以上　　　　　　　以下		
炭水化物	g				
食物繊維総量	g		目標量　　　　　　　　　　　　　以上		
ミネラル	ナトリウム mg				
	カリウム mg		目安量	目標量	
	カルシウム mg		推定平均必要量	推奨量	耐容上限量
	リン mg		目安量	耐容上限量	
	鉄 mg		推定平均必要量	推奨量	
	亜鉛 mg		推定平均必要量	推奨量	耐容上限量
ビタミン	レチノール活性当量 μg		推定平均必要量	推奨量	耐容上限量
	D μg		目安量	耐容上限量	
	B_1 mg		推定平均必要量	推奨量	
	B_2 mg		推定平均必要量	推奨量	
	葉酸 μg		推定平均必要量	推奨量	耐容上限量
	C mg		推定平均必要量	推奨量	
食塩相当量	g		目標量　　　　　　　　　　　　　未満		

対象となる食事摂取基準

[　　] ～ [　　] 歳
男　・　女
身体活動レベル　低い・ふつう・高い

表2 四群点数法の標準重量に対する摂取割合・食事区分別摂取割合

		(　)日間の平均摂取重量(g)	標準重量(g)	摂取割合(%)
♠第1群	乳・乳製品			
	卵			
♥第2群	魚介			
	肉			
	豆・豆製品			
♣第3群	緑黄色野菜			
	淡色野菜			
	芋			
	果物			
♦第4群	穀類			
	油脂			
	砂糖			
	菓子・種実			
	飲料			
	調味料			
	その他			
食事区分		食事区分別平均摂取重量(g)	合計重量(g)	合計重量に対する摂取割合(%)
朝食				
昼食				
夕食				
間食				

表3 エネルギー及び栄養素の摂取内訳

			(　)日間の平均
エネルギー	穀類	kcal	
	アルコール	kcal	
たんぱく質	動物性	g	
	植物性	g	
鉄	ヘム鉄	mg	

表4 各種のエネルギー比率と動物性たんぱく質比率

	(　)日間の平均	目安
たんぱく質エネルギー比率(P)	%	13～20%
脂質エネルギー比率(F)	%	20～30%
炭水化物エネルギー比率(C)	%	50～65%
穀類エネルギー比率	%	50%
動物性たんぱく質比率	%	50%

NO.7 食事指導票

（西暦）　　　年　　月　　日　　曜日

大学
短大　学籍番号　　　　　氏名

表1 食事摂取基準との比較

● エネルギー

	摂取量	EER
エネルギー　kcal		

EER：推定エネルギー必要量

氏名	[　　]歳　男・女	食事記録実施日（西暦）　年
身長　　cm	体重　　kg	月　日　曜日
BMI　　kg/m²	身体活動レベル 低い・ふつう・高い	月　日　曜日
		月　日　曜日

● 栄養素

栄養素	摂取量	EAR	RDA	EAR 未満（不足の可能性：50%より高い）	EAR以上RDA未満（不足の可能性：50%以下）	RDA 以上（不足の可能性：ほとんどない）
たんぱく質　g						
カルシウム　mg						UL未満　UL以上
鉄　mg						
レチノール活性当量　μg						UL未満　UL以上
ビタミンB₁　mg						
ビタミンB₂　mg						
葉酸　μg						
ビタミンC　mg						

EAR：推定平均必要量　　RDA：推奨量　　UL：耐容上限量

表2 四群点数法の標準重量に対する評価

		（　）日間の平均摂取重量（g）	標準重量（g）	標準重量を満たしている食品群
♠第1群	乳・乳製品			
	卵			
♥第2群	魚介			
	肉			
	豆・豆製品			
♣第3群	緑黄色野菜			
	淡色野菜			
	芋			
	果物			
♦第4群	穀類			
	油脂			
	砂糖			
	菓子・種実			
	飲料			
	調味料			
	その他			

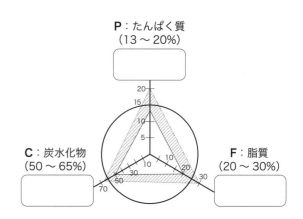

図1 エネルギー産生栄養素バランス

あなたへの食事アドバイス

表1 エネルギー及び栄養素摂取量を，食事摂取基準を用いて評価しました。

表2 食品群別摂取量を，四群点数法の標準重量を用いて評価しました。

図1 総エネルギー摂取量に対するたんぱく質，脂質，炭水化物由来のエネルギーの割合を示したものです。斜線内が摂取目安です。

まとめ

NO.8 食事記録・食品群別（点数）

四群点数法で献立づくり

（西暦）　年　月　日　曜日

大　学
短　大　学籍番号　　　氏名

（西暦）　年　月　日　曜日

健康状態

生活状態

食事区分	料理名	食品番号	食品材料名	概量	重量(g)	正味重量(g)	第1群 乳・乳製品	卵	第2群 魚介・肉 A	B	C	豆・豆製品	第3群 緑黄色野菜(g)	淡色野菜(g)	芋	果物	第4群 穀類	油脂	砂糖	種実・菓子	飲料	調味料	その他

1日合計点数

食品群別摂取量（点数）

食事の記録用紙　155

No.9 食事記録・エネルギー及び栄養素摂取量

四群点数法で献立づくり

(西暦)　　年　月　日　曜日

大 学
短 大　学籍番号　　　　　氏名

(西暦) 年 月 日 曜日 健康状態 生活状態					エネルギー kcal	たんぱく質 g	脂質 g	コレステロール mg	炭水化物 g	食物繊維総量 g	ナトリウム mg	カリウム mg	カルシウム mg	リン mg	鉄 mg	亜鉛 mg	レチノール活性当量 μg	ビタミンD μg	ビタミンB₁ mg	ビタミンB₂ mg	葉酸 μg	ビタミンC mg	食塩相当量 g
食事区分	料理名	食品番号	食品材料名	正味重量(g)																			
			1日合計																				

NO.10 食事記録・食品群別点数集計

四群点数法で献立づくり

大学 / 短大　学籍番号　　　氏名　　　　（西暦）　年　月　日　曜日

		♠第1群		♥第2群				♣第3群				◆第4群						合計
		乳・乳製品	卵	魚介・肉 A	B	C	豆・豆製品	緑黄色野菜	淡色野菜	芋	果物	穀類	油脂	砂糖	種実・菓子	飲料	調味料	その他	
月　日 曜日	朝																		
	昼																		
	夕																		
	間食																		
	計																		
月　日 曜日	朝																		
	昼																		
	夕																		
	間食																		
	計																		
月　日 曜日	朝																		
	昼																		
	夕																		
	間食																		
	計																		

集計

	♠第1群		♥第2群				♣第3群				◆第4群						朝	昼	夕	間食	合計
	乳・乳製品	卵	魚介・肉 A	B	C	豆・豆製品	緑黄色野菜	淡色野菜	芋	果物	穀類	油脂	砂糖	種実・菓子	飲料	調味料	その他					
月　日　曜日																						
月　日　曜日																						
月　日　曜日																						
（　）日間の平均																						
各群合計																						

No.11 四群点数法で献立づくり　食事記録・エネルギー及び栄養素摂取量集計

（西暦）　　年　　月　　日　曜日

大　学
短　大　　学籍番号　　　　　氏名

朝食

（西暦）　年	月 日	月 日	月 日	平均
エネルギー kcal				
たんぱく質　動 g				
たんぱく質　植 g				
脂質 g				
コレステロール mg				
炭水化物 g				
食物繊維総量 g				
ミネラル　Na mg				
ミネラル　K mg				
ミネラル　Ca mg				
ミネラル　P mg				
ミネラル　Fe mg				
ミネラル　Zn mg				
ビタミン　レチノール活性当量 µg				
ビタミン　D µg				
ビタミン　B_1 mg				
ビタミン　B_2 mg				
ビタミン　葉酸 µg				
ビタミン　C mg				
食塩相当量 g				

昼食

（西暦）　年	月 日	月 日	月 日	平均
エネルギー kcal				
たんぱく質　動 g				
たんぱく質　植 g				
脂質 g				
コレステロール mg				
炭水化物 g				
食物繊維総量 g				
ミネラル　Na mg				
ミネラル　K mg				
ミネラル　Ca mg				
ミネラル　P mg				
ミネラル　Fe mg				
ミネラル　Zn mg				
ビタミン　レチノール活性当量 µg				
ビタミン　D µg				
ビタミン　B_1 mg				
ビタミン　B_2 mg				
ビタミン　葉酸 µg				
ビタミン　C mg				
食塩相当量 g				

夕食

（西暦）　年	月 日	月 日	月 日	平均
エネルギー kcal				
たんぱく質　動 g				
たんぱく質　植 g				
脂質 g				
コレステロール mg				
炭水化物 g				
食物繊維総量 g				
ミネラル　Na mg				
ミネラル　K mg				
ミネラル　Ca mg				
ミネラル　P mg				
ミネラル　Fe mg				
ミネラル　Zn mg				
ビタミン　レチノール活性当量 µg				
ビタミン　D µg				
ビタミン　B_1 mg				
ビタミン　B_2 mg				
ビタミン　葉酸 µg				
ビタミン　C mg				
食塩相当量 g				

間食

（西暦）　年	月 日	月 日	月 日	平均
エネルギー kcal				
たんぱく質　動 g				
たんぱく質　植 g				
脂質 g				
コレステロール mg				
炭水化物 g				
食物繊維総量 g				
ミネラル　Na mg				
ミネラル　K mg				
ミネラル　Ca mg				
ミネラル　P mg				
ミネラル　Fe mg				
ミネラル　Zn mg				
ビタミン　レチノール活性当量 µg				
ビタミン　D µg				
ビタミン　B_1 mg				
ビタミン　B_2 mg				
ビタミン　葉酸 µg				
ビタミン　C mg				
食塩相当量 g				

1日の摂取合計表

（西暦）　年	月 日	月 日	月 日	平均
エネルギー kcal				
たんぱく質　動 g				
たんぱく質　植 g				
脂質 g				
コレステロール mg				
炭水化物 g				
食物繊維総量 g				
ミネラル　Na mg				
ミネラル　K mg				
ミネラル　Ca mg				
ミネラル　P mg				
ミネラル　Fe mg				
ミネラル　Zn mg				
ビタミン　レチノール活性当量 µg				
ビタミン　D µg				
ビタミン　B_1 mg				
ビタミン　B_2 mg				
ビタミン　葉酸 µg				
ビタミン　C mg				
食塩相当量 g				
食事担当者				

基本事項

（食事評価をするうえで必要となる情報）

[年齢]　　　　歳
[身長]　　　　cm
[体重]　　　　kg
[BMI]

[身体活動レベル] 24時間のうち
睡眠　　　　　時間
座位または立位の静的な活動　　　　　時間
ゆっくりした歩行や家事など低強度の活動　　　　　時間
長時間持続可能な運動・労働など中強度の活動（普通歩行を含む）　　　　　時間
頻繁に休みが必要な運動・労働など高強度の活動　　　　　時間
合計　　24時間

→ 身体活動レベル（○で囲む）
　　低い ・ ふつう ・ 高い

[基礎代謝量]　　　　kcal/日
[推定エネルギー必要量]　　　　kcal/日
[たんぱく質推奨量]　　　　g/日

No.12 食事評価
四群点数法で献立づくり

(西暦)　　　年　　月　　日　　曜日
大 学
短 大　学籍番号　　　　氏名

表1 食事摂取基準との比較

エネルギー及び栄養素			（　）日間の平均摂取量	食事摂取基準		
エネルギー		kcal		推定エネルギー必要量		
たんぱく質		g		推定平均必要量	推奨量	
				目標量　　　　以上　　　　以下		
脂質		g		目標量　　　　以上　　　　以下		
炭水化物		g				
食物繊維総量		g		目標量　　　　以上		
ミネラル	ナトリウム	mg				
	カリウム	mg		目安量	目標量	
	カルシウム	mg		推定平均必要量	推奨量	耐容上限量
	リン	mg		目安量	耐容上限量	
	鉄	mg		推定平均必要量	推奨量	
	亜鉛	mg		推定平均必要量	推奨量	耐容上限量
ビタミン	レチノール活性当量 μg			推定平均必要量	推奨量	耐容上限量
	D	μg		目安量	耐容上限量	
	B₁	mg		推定平均必要量	推奨量	
	B₂	mg		推定平均必要量	推奨量	
	葉酸	μg		推定平均必要量	推奨量	耐容上限量
	C	mg		推定平均必要量	推奨量	
食塩相当量		g		目標量　　　　未満		

対象となる食事摂取基準

[　　]～[　　]歳
男　・　女
身体活動レベル　低い・ふつう・高い

表2 四群点数法の標準点数に対する摂取割合・食事区分別摂取割合

		（　）日間の平均点数（点）	標準点数（点）	摂取割合（%）
第1群	乳・乳製品			
	卵			
第2群	魚介			
	肉			
	豆・豆製品			
第3群	緑黄色野菜			
	淡色野菜			
	芋			
	果物			
第4群	穀類			
	油脂			
	砂糖			
	菓子・種実			
	飲料			
	調味料			
	その他			
食事区分		食事区分別平均点数（点）	合計点数（点）	合計点数に対する摂取割合（%）
朝食				
昼食				
夕食				
間食				

表3 エネルギー及び栄養素の摂取内訳

			（　）日間の平均
エネルギー	穀類	kcal	
	アルコール	kcal	
たんぱく質	動物性	g	
	植物性	g	
鉄	ヘム鉄	mg	

表4 各種のエネルギー比率と動物性たんぱく質比率

	（　）日間の平均	目安
たんぱく質エネルギー比率（P）	%	13～20%
脂質エネルギー比率（F）	%	20～30%
炭水化物エネルギー比率（C）	%	50～65%
穀類エネルギー比率	%	50%
動物性たんぱく質比率	%	50%

食事の記録用紙

No.13 四群点数法で献立づくり 食事指導票

大学 　　　　　　　　　　　　　（西暦）　　年　　月　　日　　曜日
短大　学籍番号　　　　氏名

氏名	[　] 歳　男・女	食事記録実施日（西暦）　年
身長	cm　体重　kg	月　日　曜日
BMI	kg/m² 身体活動レベル 低い・ふつう・高い	月　日　曜日
		月　日　曜日

表1 食事摂取基準との比較

●エネルギー

	摂取量	EER
エネルギー　kcal		

EER：推定エネルギー必要量

●栄養素

	摂取量	EAR	RDA	EAR 未満 (不足の可能性:50%より高い)	EAR 以上 RDA 未満 (不足の可能性:50%以下)	RDA 以上 (不足の可能性:ほとんどない)
たんぱく質　g						
カルシウム　mg					UL 未満	UL 以上
鉄　mg						
レチノール活性当量　µg					UL 未満	UL 以上
ビタミン B₁　mg						
ビタミン B₂　mg						
葉酸　µg						
ビタミン C　mg						

EAR：推定平均必要量　　RDA：推奨量　　UL：耐容上限量

表2 四群点数法の標準点数に対する評価

		（ ）日間の平均点数（点）	標準点数（点）	標準点数を満たしている食品群
♠第1群	乳・乳製品			
	卵			
♥第2群	魚介			
	肉			
	豆・豆製品			
♣第3群	緑黄色野菜			
	淡色野菜			
	芋			
	果物			
♦第4群	穀類			
	油脂			
	砂糖			
	菓子・種実			
	飲料			
	調味料			
	その他			

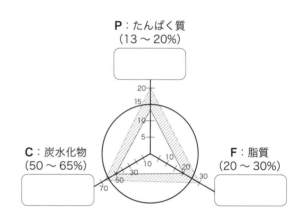

図1 エネルギー産生栄養素バランス

P：たんぱく質（13～20%）
C：炭水化物（50～65%）
F：脂質（20～30%）

あなたへの食事アドバイス

表1 エネルギー及び栄養素摂取量を，食事摂取基準を用いて評価しました。

表2 食品群別摂取量を，四群点数法の標準点数を用いて評価しました。

図1 総エネルギー摂取量に対するたんぱく質，脂質，炭水化物由来のエネルギーの割合を示したものです。斜線内が摂取目安です。

まとめ

拡大コピーしてご使用ください
141％拡大→A3サイズ

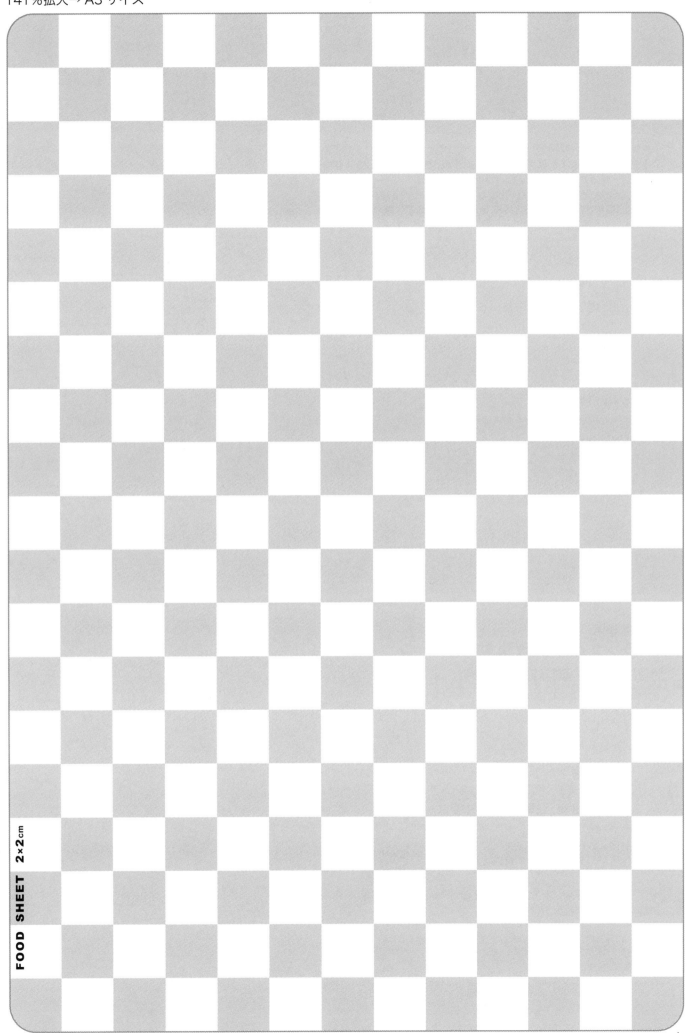

FOOD SHEET 2×2cm

◆監修者◆
香川明夫（かがわあきお）
女子栄養大学及び女子栄養大学短期大学部 学長。保健学博士。2011年女子栄養大学・短期大学部教授を経て，2016年より現職。
著書に『魚と人間と環境の循環』『さかな丸ごと探検ノート』（共著，東京水産振興会），『最新教育キーワード』（共著，時事通信社），『三訂栄養教諭論』（共著，建帛社），『八訂食品成分表2025』『はじめての食品成分表』他，監修多数。

デザイン◆横田洋子
イラスト◆matsu（マツモト ナオコ）
図表作成◆木本直子
校正◆くすのき舎

実践で学ぶ
バランスのよい食事法
―四群点数法による献立づくりの基本―

2025年4月1日　初版第1刷発行

監修◆香川明夫
著◆浅尾貴子・恩田理恵・蒲池桂子・川端輝江・
坂本香織・庄司久美子・西村早苗・松田早苗
発行者◆香川明夫
発行所◆女子栄養大学出版部
〒170-8481　東京都豊島区駒込3-24-3
電話　03-3918-5411（販売）
　　　03-3918-5301（編集）
ホームページ　https://eiyo21.com/

印刷・製本◆中央精版印刷株式会社

乱丁本・落丁本はお取替えいたします。本書の内容の無断掲載・複写を禁じます。
また，本書を代行業者等の第三者に依頼して電子複製を行うことは一切認められておりません。
ISBN978-4-7895-5465-7

Ⓒ Akio Kagawa,Terue Kawabata,Takako Asao,Rie Onda,Keiko Kamachi,Kaori Sakamoto,
Kumiko Syoji,Sanae Nishimura,Sanae Matsuda,2025,Printed in Japan